安宁疗护应用手册

主　编　刘　晓
副主编　周　智　孙冬红
编　委　李玉莲　邵晓晴　凌梦雨
　　　　顾　彤

东北大学出版社
·沈　阳·

ⓒ 刘　晓　2025

图书在版编目（CIP）数据

安宁疗护应用手册/刘晓主编. -- 沈阳：东北大学出版社，2025.3. -- ISBN 978-7-5517-3703-6

Ⅰ. R48-62

中国国家版本馆 CIP 数据核字第 20257UJ512 号

出 版 者：	东北大学出版社
	地　址：沈阳市和平区文化路三号巷 11 号
	邮编：110819
	电话：024-83683655（总编室）
	024-83687331（营销部）
	网址：http://press.neu.edu.cn
印 刷 者：	辽宁一诺广告印务有限公司
发 行 者：	东北大学出版社
幅面尺寸：	170 mm×240 mm
印　　张：	9.5
字　　数：	166 千字
出版时间：	2025 年 3 月第 1 版
印刷时间：	2025 年 3 月第 1 次印刷
策划编辑：	杨世剑
责任编辑：	杨　坤
责任校对：	王　旭
封面设计：	潘正一
责任出版：	初　茗

ISBN 978-7-5517-3703-6　　　　　　　　　　　　定价：52.00 元

前 言

随着社会老龄化进程的加快及人们肿瘤发病率的增高,对于那些身患绝症、处于痛苦状态的患者来说,安宁疗护成为一个重要的选择。安宁疗护不仅仅是一种医疗手段,更是一种人文关怀,旨在帮助患者获得尊严、安宁与平静。

然而,对于许多患者和家属来说,如何获得安宁疗护的帮助却是未知的。他们可能对于安宁疗护的概念、实践方式,以及如何寻找相关资源和服务等问题缺乏了解。因此,本书旨在为那些需要安宁疗护的患者及其家属提供全面的指导和帮助。

本书从多个方面系统地介绍了患者如何获得安宁疗护的帮助。首先探讨了安宁疗护的基本理念和实践方式,帮助读者了解安宁疗护的核心价值和意义。接着,详细介绍了如何评估安宁疗护的需求、如何与医生沟通并表达自己的意愿、如何寻找和选择合适的安宁疗护服务机构等。此外,本书分享了一些实践经验和故事,以使读者能够更加深入地了解安宁疗护的实际运作方式和效果。

本书由南京明基医院刘晓担任主编,南京明基医院周智、南京鼓楼医院孙冬红担任副主编,南京明基医院李玉莲、邵晓晴、凌梦雨、顾彤担任编委。在本书编写过程中,参考了国内外的相关文献和研究结果,力求使本书内容全面、准确、实用,既便于医疗工作者参考,也适合普通读者阅读。希望本书能够成为患者及其家属在寻求安宁疗护帮助时的良师益友,为他们提供宝贵的指导和支持。

最后,感谢所有为安宁疗护事业作出贡献的人,正是他们的努力和奉献,让更多的患者能够得到关怀和尊严。同时,希望更多的人能够关注和参与到安宁疗护事业中,共同推动它的发展和完善,为更多的患者及其家属带来希望和温暖。

编 者

2024 年 8 月

目 录

第1章 认识安宁疗护 ·· 1
  1.1 安宁疗护的定义 ·· 1
  1.2 安宁疗护的历史与发展 ·································· 3
  1.3 安宁疗护与常规医疗的区别 ······························ 5

第2章 安宁疗护的需求与评估 ·································· 7
  2.1 需要安宁疗护的人群 ···································· 7
  2.2 安宁疗护住院治疗准入标准 ······························ 7
  2.3 评估安宁疗护需求 ······································ 9
  2.4 与医生沟通：表达安宁疗护意愿 ·························· 9
  2.5 家庭会议 ··· 10

第3章 寻找安宁疗护服务 ····································· 15
  3.1 当地安宁疗护资源的查询与选择 ························· 15
  3.2 安宁疗护团队 ··· 19
  3.3 了解安宁疗护机构的设施与服务 ························· 24

第4章 安宁疗护的实践与体验 ································· 28
  4.1 安宁疗护评估 ··· 28
  4.2 心理支持、社会支持及精神关怀 ························· 38
  4.3 日常生活照护与家属参与 ······························· 50

第5章 面对死亡的准备与安排 …… 52
- 5.1 生前预嘱 …… 52
- 5.2 死亡教育 …… 60
- 5.3 告别仪式与后事安排 …… 69
- 5.4 遗体护理 …… 70

第6章 中西医治疗方案在安宁疗护中的应用 …… 73
- 6.1 安宁疗护中的常见症状 …… 73
- 6.2 缓解常见症状的中医及西医治疗方法 …… 73
- 6.3 不同症状的护理方式 …… 84

第7章 自控镇痛的应用 …… 100
- 7.1 自控镇痛概述 …… 100
- 7.2 自控镇痛的给药形式 …… 101
- 7.3 自控镇痛的适应证和禁忌证 …… 101
- 7.4 PCIA的药物用量 …… 101
- 7.5 选择合适的镇痛药物 …… 102
- 7.6 PCIA不良反应处理 …… 103
- 7.7 癌痛患者PCIA居家治疗 …… 104

第8章 高流量呼吸湿化治疗仪 …… 105
- 8.1 经鼻高流量湿化氧疗 …… 105
- 8.2 经鼻高流量湿化氧疗的疗效 …… 106
- 8.3 高流量呼吸湿化治疗仪与无创呼吸机的比较 …… 107
- 8.4 HFNC的参数设置及撤离标准 …… 108
- 8.5 使用中的注意事项 …… 109
- 8.6 感染预防控制 …… 109
- 8.7 高流量呼吸湿化治疗仪的关键作用 …… 110

第9章 恶性蕈状的处理 ·······111
9.1 恶性蕈状伤口 ·······111
9.2 伤口评估 ·······111
9.3 操作前的准备 ·······112
9.4 选择恶性伤口敷料 ·······112
9.5 与蕈状伤口相关的最常见症状 ·······113
9.6 操作后的注意事项 ·······119
9.7 营养需求 ·······119

第10章 芳香疗法 ·······121
10.1 芳香疗法在临终患者安宁疗护中的应用 ·······121
10.2 芳香疗法的具体操作 ·······122

第11章 淋巴水肿 ·······124
11.1 解剖学和生理学分析 ·······124
11.2 基本原理 ·······125
11.3 适应证和禁忌证 ·······126
11.4 护理阶段 ·······126
11.5 淋巴水肿患者的评估 ·······127

第12章 癌症相关性疲乏 ·······129
12.1 CRF的影响 ·······129
12.2 CRF的定义 ·······129
12.3 CRF的临床表现 ·······129
12.4 引起CRF的因素 ·······130
12.5 对CRF的筛查 ·······131
12.6 评估可治疗的因素 ·······132
12.7 CRF的动态评估 ·······132
12.8 CRF干预治疗措施 ·······133

    12.9   CRF的对因治疗 ································· 133

    12.10 心理干预CRF治疗 ······························ 133

    12.11 营养管理 ··· 134

    12.12 睡眠管理 ··· 134

    12.13 CRF的对症治疗 ································ 135

第13章 肿瘤康复 ·· 136

    13.1 肿瘤康复的概念及目的 ······················· 136

    13.2 心理康复 ·· 137

    13.3 癌痛的康复 ··· 137

    13.4 躯体功能的康复 ··································· 138

    13.5 营养康复 ·· 138

    13.6 终末期肿瘤患者的康复要点 ················· 139

参考文献 ··· 140

附　录 ··· 141

    附录一 关于安宁疗护的电影和图书 ············· 141

    附录二 南京明基医院简介 ····························· 144

第1章 认识安宁疗护

1.1 安宁疗护的定义

对于安宁疗护，人们可能会感到陌生，不知道其具体内容是什么。人们可能更熟悉临终关怀。但两者还是有区别的。

安宁疗护实践主要以临终患者及其家属为中心，以多学科协作模式进行。

安宁疗护的主要内容包括疼痛及其他症状控制，舒适照护，心理、精神及社会支持等。它通过由医护、社工、心理师等组成的团队，为疾病终末期患者提供全人照护，帮助临终患者解除躯体上的痛苦、缓解心理上的问题、满足整体需求和照护，提高生命质量；遵从临终患者意愿，帮助患者舒适、安详、有尊严、无遗憾地抵达人生终点；给予临终患者家属帮助、支持和照护，提高其生活质量。

简而言之，安宁疗护的目的是减轻患者死亡之前的躯体痛苦，同时给予患者及家属心灵上的慰藉。

为了配合近年来安宁疗护工作的发展需求，国家卫生健康委员会发布了《常用临床医学名词》（2023年版），其中将几个词条修订为：①正名"缓和医疗（palliative care）"，又称"姑息治疗"；②正名"安宁疗护（hospice care）"，又称"临终关怀"。（注：按照辞书规定，一个概念确定一个名称作为"正名"；"又称"指正名的异名，是目前允许使用的非规范名词。）《常用临床医学名词》（2023年版）对安宁疗护及缓和医疗等相关术语进行了明确和规范。

"临终关怀"和"安宁疗护"实际上是两个相关但不同的概念，它们在目标、服务范围和应用时机上有所区别。临终关怀侧重于疾病终末期患者的护理；安宁疗护则适用于更广泛的患者群体，包括那些患有慢性疾病或严重疾病但不一定处于生命末期的患者。

"临终关怀会被安宁疗护取代"这种说法产生的原因，可能是人们对上述两个概念的混淆或者对安宁疗护服务范围的扩展。

第一，服务范围的扩展。安宁疗护的服务范围比传统的临终关怀的服务范围更广。安宁疗护不仅适用于临终患者，还为患有严重疾病、需要缓解症状和提高生活质量的患者提供服务。

第二，早期介入。安宁疗护强调早期介入，即使在疾病治疗的早期阶段，也可以开始提供症状管理和心理支持，这与临终关怀通常在生命末期提供服务的模式不同。

第三，多学科团队合作。安宁疗护通常涉及多学科团队的合作，包括医生、护士、社会工作者、心理咨询师等，这种综合性的服务模式被视为对临终关怀服务的补充或扩展。

第四，医学发展。随着医学的发展，对于慢性病和终末期疾病的管理理念在不断进步，安宁疗护作为一种更为全面和全程的管理方法，在某些情况下取代了传统的临终关怀服务模式。

第五，公众认知的变化。公众对于生命末期照护的需求和认知在变化，越来越多的人开始寻求更为全面和人性化的照护服务，这促使安宁疗护服务逐渐取代或超越传统的临终关怀。

第六，政策和立法支持。不同国家和地区的卫生政策更倾向于支持安宁疗护的发展，因其服务的广泛性和综合性，可能间接影响了临终关怀服务的提供和接受度。

需要明确的是，临终关怀和安宁疗护都是重要的医疗服务，它们各有独特的价值和应用场景。安宁疗护并不是要取代临终关怀，而是在临终关怀的基础上进行扩展和深化，以满足更多患者的需求。术语的修订，反映了医学界对于提供更全面、更人性化医疗服务的承诺，也凸显了在临床实践中对患者舒适度和尊严的重视。"临终关怀"这一术语在字面意义上可能引起一些人的忌讳和不适，相比之下，"安宁疗护"这一术语则更加温和、积极，更能被公众接受。因此，我们有理由相信，在未来，"安宁疗护"这一术语会得到更广泛的应用和传播，成为人们在讨论和提供相关服务时的首选用词。图1.1所示为南京明基医院缓和医学科安宁疗护病区展示牌。

第1章 认识安宁疗护

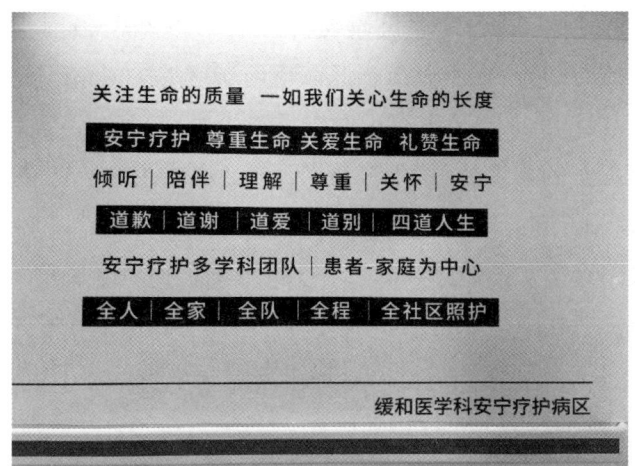

图1.1 南京明基医院缓和医学科安宁疗护病区展示牌

1.2 安宁疗护的历史与发展

安宁疗护起源于英国的临终关怀（hospice care）。"hospice"原意是"驿站""客栈""救济院"等，最初是中世纪时，为基督教信徒朝圣建立的休息或养病的驿站，这些机构大多秉承基督教的博爱精神来照顾患者。

1967年，西西里·桑德斯（Dame Cicely Saunders）博士在英国创办了圣克里斯多弗临终关怀院（St. Christopher Hospice），被誉为"点燃了世界临终关怀运动的灯塔"，也标志着现代临终关怀事业的开始。圣克里斯多弗临终关怀院的创办，使临终关怀在英国得到了快速发展，英国各地参考其模式逐渐建立起更多的临终关怀院。英国卫生部制定了临终关怀院指南，并将国民医疗保险体系纳入临终关怀，建立相关制度加强对临终关怀工作的监督。由于英国政府重视、民众认知和参与程度高、服务模式多样化等特点，英国成为世界临终关怀的典范。

近年来，随着我国老龄化进程的加快，大众对安宁疗护的需求不断增加，国家也加大了安宁疗护领域的投入。2017年，国家卫生健康委员会在医疗机构管理条例中增加了设立"安宁疗护"中心的条款，同时出台了相关标准、规范及实践指南；并于当年在全国开展安宁疗护试点工作，选取北京市海淀区、上海市普陀区、吉林省长春市、河南省洛阳市、四川省德阳市作为第一批试点的市区。2019年5月，国家卫生健康委员会办公厅印发《关于开展第二批安宁疗护试点工作的通知》，在上海市、北京市西城区等71个市（区）启动第二批试点。2023年4月11日，国家卫生健康委员会办公厅印发《关于开展第三批安宁疗护试点工作的通知》（国卫办老龄函〔2023〕128号），标志着我国第三批安宁疗护试点工作的开始。

目前，我国安宁疗护试点项目已在185个城市和地区成功落地。若您所在的城市荣幸地位列其中，您将能够享受到全面而专业的安宁疗护服务，为您或您的家人在面对生命旅程的最后阶段提供温暖与支持。表1.1所列为国家安宁疗护试点名单（截至2023年4月）。

表1.1 国家安宁疗护试点名单（截至2023年4月）

安宁疗护试点省（自治区、直辖市）	安宁疗护试点市	安宁疗护试点区（县）
北京市	—	所有市辖区
浙江省	—	—
湖南省	—	—
天津市	—	南开区、蓟州区
河北省	邢台市、石家庄市、唐山市、邯郸市、承德市、廊坊市、沧州市	—
山西省	太原市、长治市、晋城市、阳泉市	—
内蒙古自治区	包头市、巴彦淖尔市、呼伦贝尔市、呼和浩特市、兴安盟、鄂尔多斯市	—
辽宁省	沈阳市、大连市	—
吉林省	吉林市、白城市、通化市、松原市	—
黑龙江省	双鸭山市、齐齐哈尔市、大庆市、鹤岗市、黑河市	—
江苏省	南京市、常州市、连云港市、苏州市、无锡市、南通市	—
浙江省	温州市、嘉兴市	—
安徽省	蚌埠市、滁州市、淮北市、铜陵市、淮南市、宿州市	—
福建省	福州市、漳州市、龙岩市	—
江西省	赣州市、抚州市、萍乡市、吉安市、九江市、景德镇市、鹰潭市	—
山东省	济南市、青岛市、日照市、淄博市、聊城市、菏泽市	—

表1.1（续）

安宁疗护试点省（自治区、直辖市）	安宁疗护试点市	安宁疗护试点区（县）
河南省	郑州市、鹤壁市、濮阳市、商丘市、新乡市、周口市	—
湖北省	襄阳市、宜昌市、恩施土家族苗族自治州、孝感市、荆州市、十堰市、随州市	—
湖南省	长沙市、株洲市、益阳市	—
广东省	广州市、珠海市、深圳市、东莞市、汕头市、中山市	—
广西壮族自治区	南宁市、桂林市、钦州市	—
海南省	三亚市、海口市	—
重庆市	—	北碚区、九龙坡区、丰都县、石柱县
四川省	成都市、攀枝花市、自贡市、泸州市、绵阳市、眉山市、雅安市	—
贵州省	贵阳市、六盘水市、遵义市、黔东南苗族侗族自治州、黔南布依族苗族自治州	—
云南省	昆明市、楚雄彝族自治州、红河哈尼族彝族自治州、保山市	—
陕西省	渭南市、汉中市、宝鸡市、咸阳市、铜川市	—
甘肃省	兰州市、白银市、金昌市、酒泉市、庆阳市	—
青海省	西宁市、海东市	—
宁夏回族自治区	银川市、石嘴山市、固原市、中卫市	—
新疆维吾尔自治区	克拉玛依市、昌吉回族自治州、乌鲁木齐市、哈密市	—
新疆生产建设兵团	第一师、第六师	—

1.3 安宁疗护与常规医疗的区别

安宁疗护与常规医疗的主要区别体现在服务对象、服务目标和服务内容方面。

在服务对象方面，安宁疗护主要针对疾病终末期患者，常规医疗则服务于各个年龄段和疾病阶段的患者。

在服务目标方面，安宁疗护的目标是控制痛苦和不适症状，提高患者的生命质量，帮助患者舒适、安详、有尊严地离世。而常规医疗的目标是治愈疾病或缓解症状，使患者恢复健康。

在服务内容方面，安宁疗护提供身体、心理、精神等方面的照料和人文关怀服务，包括疼痛控制、舒适护理、心理支持、精神安慰等。常规医疗则包括诊断、治疗、康复等医疗服务。

此外，安宁疗护还强调多学科团队协作，包括医生、护士、志愿者、社工、理疗师及心理师等人员，为患者及其家属提供全面的帮助。常规医疗则更注重专业分工和疾病治疗。

第2章 安宁疗护的需求与评估

2.1 需要安宁疗护的人群

安宁疗护主要针对疾病终末期患者或老年患者,这些人需要控制痛苦和不适症状,提高生命质量,从而安详、有尊严地离世。具体来说,以下人群可能需要安宁疗护:患有不可逆转的、进行性的、威胁生命的疾病的患者,如晚期癌症、慢性心力衰竭、慢性阻塞性肺疾病等;需要持续医疗护理和关注症状管理的老年患者;由各种原因导致生命质量严重下降,需要心理、精神和社会支持的患者及其家属。

安宁疗护不仅关注患者的身体症状,还注重患者的心理、精神和社会需求,为其提供全面的照料和支持。因此,对于需要控制痛苦和不适症状、提高生命质量,以及希望安详、有尊严地离世的患者,安宁疗护是一项重要的选择。

2.2 安宁疗护住院治疗准入标准

(1)患方知晓安宁疗护理念并主动要求进行安宁疗护治疗,同时签署安宁疗护知情同意书。

(2)患者身体状况差,出现不适痛苦症状,如:①恶性肿瘤终末期,有疼痛、胸闷气喘等不适症状,且难以控制;②疼痛明显且控制不佳,如恶性肿瘤、严重疾病终末期等引起的难治性疼痛,无法通过治疗原发疾病改善症状,或无法通过镇痛治疗维持患者病情并长期有质量地生活等,身体处于逐渐衰退的痛苦状态;③身体处于衰竭状态(如慢性疾病终末期、高龄伴系统脏器功能障碍)、有痛苦症状等,有住院意愿并需要医疗帮助;④疾病终末期导致循环系统功能障碍,处于危重状态,如心功能Ⅳ级,有胸闷心悸、水肿、呼吸困难等痛苦症状且难以纠正；⑤呼吸系统功能障碍并导致痛苦症状，如慢阻肺引起的呼吸困难、缺氧、胸闷憋喘等，处于肺癌终末期，或高龄肺炎反复发作等；⑥肝功能障碍并引起严重症状，如梗阻性黄疸、肝癌、肝硬化失代偿等；⑦肾功能障碍且不进行透析治疗，或已致水电解质紊乱且难以纠正等；⑧神经系统功能障碍已处于严重状态，症状复杂并难以控制，患者处于痛苦状态（如吞咽困难、颅内高压等），或反复出现危重并发症（如反复出现吸入性肺炎、呼吸困难等），原发疾病治疗困难。

【案例点睛】

> 患者×××，55岁男性教师，因诊断出患有肺部恶性肿瘤，在A医院胸外科接受了手术治疗。术后，他转至B医院肿瘤科，开始了化疗和放疗。不幸的是，化疗带来了肺炎和骨髓抑制等副作用，迫使他再次转院至C医院呼吸科接受抗感染和输血治疗。由于身体状况每况愈下，患者最终选择放弃进一步的放化疗，回家休养。
>
> 一个月后，患者的食欲逐渐减退，四肢无力，全身疼痛，偶尔伴有发热、恶心、呕吐和便秘等症状。面对医院众多的科室，患者和家人感到迷茫。这时，导医台的护士根据患者的症状，推荐他们到缓和医学科门诊就诊。在缓和医学科，医生和护士对患者进行了细致的问诊和检查，并最终决定收住病房，给予综合治疗。
>
> 两周的治疗和护理显著改善了患者的症状，他带着药物和希望返回家中。在之后的日子里，每当出现新的问题，患者都会回到缓和医学科，那里的医生和护士总能一站式解决肿瘤引起的各种并发症，并提供精心的护理。
>
> 尽管如此，患者的病情仍在恶化。肺癌合并重症肺炎导致呼吸衰竭，最终在缓和医学科的安宁病房中，患者安详地离世。安宁病房不仅一站式解决了肿瘤终末期病人的痛苦，也避免了他们因不同并发症而奔波于各个科室之间的困扰，为患者及其家人提供了最后的安慰和尊严。

2.3 评估安宁疗护需求

可以从以下五个方面评估安宁疗护需求。

（1）疾病状况和预后。

（2）评估患者的疾病状况，了解其是否处于疾病终末期或不可逆转的阶段，以及疾病的预后情况。这通常需要根据医生的诊断和建议进行判断。

（3）症状管理需求。评估患者当前的症状和不适程度，如疼痛、呼吸困难、恶心、呕吐等。这些症状是否得到有效管理和控制，是判断患者是否需要安宁疗护的重要因素之一。

（4）生活质量和心理社会需求。评估患者的生活质量，包括身体、心理和社会等方面。了解患者是否有疼痛、焦虑、抑郁等不适症状，以及是否有社交、家庭和情感支持等方面的需求。这些因素对于判断患者是否需要安宁疗护同样重要。

（5）患者及其家属的意愿。尊重患者及其家属的意愿是评估安宁疗护需求的重要方面。需要与患者及其家属沟通，了解他们对于安宁疗护的态度和期望，以及是否愿意接受这种服务模式。

综合以上几个方面，可以初步评估患者是否需要安宁疗护。需要注意的是，评估应该是一个动态的过程，需要随着患者病情的变化而不断调整和完善。同时，评估也需要多学科团队协作，包括医生、护士、社会工作者、心理咨询师等，以确保评估的准确性和全面性。

2.4 与医生沟通：表达安宁疗护意愿

患者与医生沟通，表达安宁疗护的意愿是非常重要的。以下是帮助患者与医生进行有效沟通的几点建议。

（1）了解医生的观点。

（2）在与医生沟通之前，先了解医生对于安宁疗护的观点和态度，这有助于患者更好地理解医生的立场，并在沟通时更有针对性地表达自己的意愿。

（3）清晰表达意愿。在与医生沟通时，患者应清晰、明确地表达自己对于

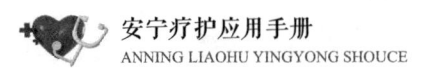

安宁疗护的意愿，说明希望获得疼痛控制、症状缓解，以及心理、精神和社会方面的支持。同时，可以向医生说明自己对于生命质量和尊严的期望。

（4）提供相关信息。为了帮助医生更好地了解自己的需求和状况，患者可以提前准备一些与安宁疗护相关的信息，如自己的疾病状况、症状管理情况、生活质量评估等。这些信息有助于医生更全面地了解患者的状况，并提供更合适的安宁疗护方案。

（5）尊重医生的意见。在与医生沟通时，要尊重医生的意见和建议。医生可能会根据患者的病情和身体状况提出不同的看法和建议，这并不意味着他们不理解患者的需求；相反，他们会从更专业的角度提供更好的建议。

（6）共同制订计划。与医生一起制订安宁疗护计划是非常重要的。患者可以与医生讨论具体的治疗方案、症状管理策略，以及心理、精神和社会支持等方面的内容。共同制订计划有助于确保患者的需求得到满足，并提高其对安宁疗护的信心和满意度。

2.5 家庭会议

家庭会议（family meeting）是安宁疗护多学科团队与患者及其近亲属之间的有效沟通途径，目的是传递患者疾病相关信息、评估患者及其近亲属的需求、给予情感支持、讨论照护目标和照护策略并达成共识。

2.5.1 家庭会议的成员构成

安宁疗护多学科团队（palliative care multiple discipline team）主要是为终末期患者及其近亲属提供照护服务的多学科团队，团队成员包括医生、护士、药师、营养师、物理治疗师、心理咨询师、志愿者、社会工作者等。家庭近亲属（close relative）即配偶和三代内的直系血亲，包括配偶、父母、子女、兄弟姐妹、祖父母、外祖父母、孙子女、外孙子女。

实施家庭会议的安宁疗护多学科团队成员应包括主管医生、安宁疗护护士，也可以包括药师、营养师、物理治疗师、心理咨询师、志愿者、社会工作者等。

家庭会议主持人应具有良好的沟通、咨询、团队协作能力，负责参与人员间的沟通协调、收集资料，推动家庭会议的全过程。

2.5.2 实施家庭会议的条件及时机

实施家庭会议应以患者及其家属为中心。对于有自主决策能力的患者，可以征得患者本人同意；对于无自主决策能力的患者，可以征得具有医疗决策权的患者家属或近亲属同意。应控制参与人数，保持多学科团队与患方人数均衡。

实施家庭会议的时机：①患者病情发生变化时；②患者或其家属对照护方案存在疑虑时；③制订重要的医疗决策和计划时；④患者或其家属要求安排家庭会议时。

2.5.3 家庭会议前准备

（1）应评估实施家庭会议的时机，向患者及其家属介绍家庭会议，征得其同意。

（2）应邀请具有医疗决策权的家属或近亲属，可邀请主要照顾者参加。

（3）应与患者及其家属沟通，确认需解决的关键问题。

（4）应收集患者及其家属的家庭结构、经济状况、文化水平、生活方式、社会关系等资料，了解患者及其家属的价值观。常见的家庭会议问题有：评估患者病情严重程度、生存期和可选择的治疗选项，对阿片类药物（如吗啡）等使用成瘾的担忧，患者未达成的心愿，死亡来临前的准备工作及死亡后的安排。

（5）应与多学科团队成员就患者的重要病情、预后、可能的治疗及照护方案等达成共识，确定家庭会议的主要目标和议程。

（6）应提前确认多学科团队及患方参会人员，并确定患者是否参会，告知家庭会议的时间和地点，必要时可以使用电话或网络视频会议。

（7）应安排舒适、安静、不被打扰的环境，场地布置宜采用围桌式，并提供记录用物。宜提供健康教育资料、视频设备、纸巾、饮用水等用品。

2.5.4 家庭会议的实施

（1）主持人应引导多学科团队和患方就座，介绍家庭会议的主要目标、议程和持续时间。参会人员依次进行自我介绍。

（2）应请患方陈述目前对病情、预后、照护方案等临床信息的认知和需求。对临床信息掌握不全的患方，多学科团队宜澄清、总结其陈述，对其观点和信息进行补充和完善。

（3）多学科团队与患方共同讨论并确认照护目标。

（4）应根据照护目标，对可提供的照护措施、可获取的照护资源、家属的照护能力进行利弊分析，与患方讨论照护方案，达成共识。若存在决策困难，应基于患者或其家属的目标和价值观，提供有针对性的分析和建议。

（5）会议过程中，应关注患者及其家属的情绪变化并适时给予支持，若出现矛盾冲突，应暂停家庭会议，必要时联系相关人员或部门协助解决。

（6）应适时总结会议的阶段性结果，包括一致意见、不同意见及照护计划等，贯穿会议全过程。

（7）应简要回顾、总结会议内容，主持人应明确会议达成的共识和后续计划。

2.5.5 家庭会议的注意事项

（1）应避免在紧急情况下被动召开家庭会议，避免将家庭会议用于病例讨论或多学科会诊。

（2）应针对疾病终末期患者及其家属主要的照护目标召开家庭会议，避免一次会议包含多个主题。

（3）应保护患者隐私和安全，对于有决策能力的患者，如未出席家庭会议，应根据患者及其家属的意愿，告知患者家庭会议的主要内容。

（4）对于卧床患者要求参加的家庭会议，可将会议场地设置在病房，并提前做好环境和用物准备。

（5）会议过程中，应采取开放式的沟通方式来引导患者及其家属陈述，应采用通俗易懂的语言，尽量避免使用专业术语。

（6）若患者出现身体不适或病情发生变化，应允许其中途离场或中止家庭会议。

（7）应将家庭会议时间控制在30分钟至1小时，不宜超过1小时。

2.5.6 家庭会议的意义

2.5.6.1 促进有效沟通

（1）促进医患沟通。家庭会议是医患之间传递信息的桥梁，通过会议，医护人员可以向患者及其家属详细解释病情、治疗方案及预期效果，确保信息的透明度和准确性。

（2）促进家属间沟通。会议为家庭成员提供了交流平台，有助于他们共同面对患者的疾病和临终阶段，减少误解和隔阂。

2.5.6.2 需求评估与达成共识

（1）进行需求评估。家庭会议是评估患者及其家属需求的重要途径，医护人员可以根据患者的实际情况和家属的期望，制订更加个性化的照护计划。

（2）达成照护策略共识。通过讨论和协商，医患双方及家属可以就照护目标和策略达成共识，确保照护工作的顺利进行。

2.5.6.3 情感支持

（1）提供情感宣泄渠道。家庭会议为患者及其家属提供了情感宣泄的渠道，让他们能够表达内心的痛苦、担忧和期待，从而得到心理上的安慰和支持。

（2）增强家庭凝聚力。在共同面对患者疾病的过程中，家庭成员之间的情感联系会更加紧密，有助于增强家庭的凝聚力和向心力。

2.5.6.4 提升照护质量

（1）提升医护技能。通过家庭会议的实践，医护人员可以不断提升自己的沟通技巧和家庭教育能力，确保照护工作的专业性和有效性。

（2）满足患者需求。家庭会议有助于医护人员更全面地了解患者的需求，从而提供更加贴心和个性化的照护服务，提升患者的满意度和舒适度。

2.5.6.5 推动安宁疗护发展

（1）推动安宁疗护规范化。家庭会议作为安宁疗护工作的重要内容之一，

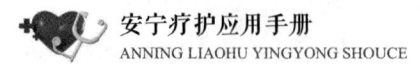

其规范化实施有助于推动整个安宁疗护体系的完善和发展。

（2）提升社会认知。通过宣传和推广家庭会议的重要性和意义，可以提高社会对安宁疗护的认知度和接受度，为更多的临终患者及其家属提供优质的照护服务。

综上所述，在安宁疗护中开展家庭会议具有促进有效沟通、评估与达成共识、提供情感支持、提升照护质量和推动安宁疗护发展等多重意义。因此，在安宁疗护工作中应高度重视家庭会议的开展和实施。

第3章 寻找安宁疗护服务

3.1 当地安宁疗护资源的查询与选择

当人们初步了解了安宁疗护的定义，并且明确需要安宁疗护服务时，如何找到相应的资源呢？如果所在城市在国家安宁疗护第一、二、三批试点名单中，则能够享受到全面且专业的安宁疗护服务；如果所在城市不在试点名单中，也不用担心，因为全国所有地区都在加快安宁疗护建设，通过查询可以找到合适的医院。

如果需要查询和选择当地的安宁疗护资源，了解当地的安宁疗护服务机构（医院、护理院、康复中心、社区卫生服务机构等），可以遵循以下步骤。首先，可以在各种搜索引擎中搜索"所在城市名称+安宁疗护服务试点的医疗机构"，也可以通过新闻报道、通知公告、广告等多种途径了解当地提供安宁疗护服务的机构有哪些，还可以联系所在城市卫生健康委员会办事人员，询问有哪些医疗机构提供相应的安宁疗护服务。其次，可以到当地的医院，通过门诊咨询肿瘤科、放疗科、老年科等科室医生，向他们寻求帮助。最后，可以在微信上搜索并关注公众号"生前预嘱服务"。关注后，通常会在公众号的菜单或推送消息中找到进入"安宁服务平台"的链接或入口。在"安宁服务平台"上，找到并点击"服务机构"或类似的选项，会跳转到机构查询页面。在机构查询页面，可以通过输入所在地区的功能来查询所在地区的安宁疗护服务机构。查询结果会显示所在地区提供安宁疗护服务的机构列表，包括它们的名称、地址、联系方式和服务内容等信息。如果决定选择某个机构的服务，那么可以通过提供的联系方式与其取得联系，然后进一步咨询或预约服务。

查看机构的资质和服务质量。在选择安宁疗护机构时，应关注机构的资质和服务质量。可以查看机构的官方网站或咨询相关部门，了解机构的认证情况、专业团队、服务内容、患者评价等信息。确保选择的机构具有专业的医疗团队和优质的服务。如果患者病情危重，情况复杂，不能饮食，持续疼痛、发热等症状难以控制，建议到当地二级或三级医疗机构就诊寻求帮助；如果患者本人病情相对稳定，只有饮食减少、轻度不适等情况，则需要长期对症处理，建议到邻近的社区卫生服务中心就诊。

考虑机构的地理位置和交通便利性。选择安宁疗护机构时，还需要考虑机构的地理位置和交通便利性。选择一个离家或常住地较近、交通便利的机构，可以方便家属的探访和照顾，也有助于减少患者就诊时间，减轻旅途劳累。

了解机构的收费标准和医保政策。在选择安宁疗护机构时，还需要了解机构的收费标准和医保政策。不同机构的收费标准可能有所不同，可以根据患者的经济状况和医保政策进行选择。

总之，查询和选择当地的安宁疗护资源需要了解当地的服务机构、查看机构的资质和服务质量、考虑机构的地理位置和交通便利性，以及了解机构的收费标准和医保政策。上述步骤可以帮助患者选择到适合自己的安宁疗护机构，为患者及其家属提供更好的关怀和支持。图3.1所示为南京医科大学附属明基医院缓和医学科标识牌。

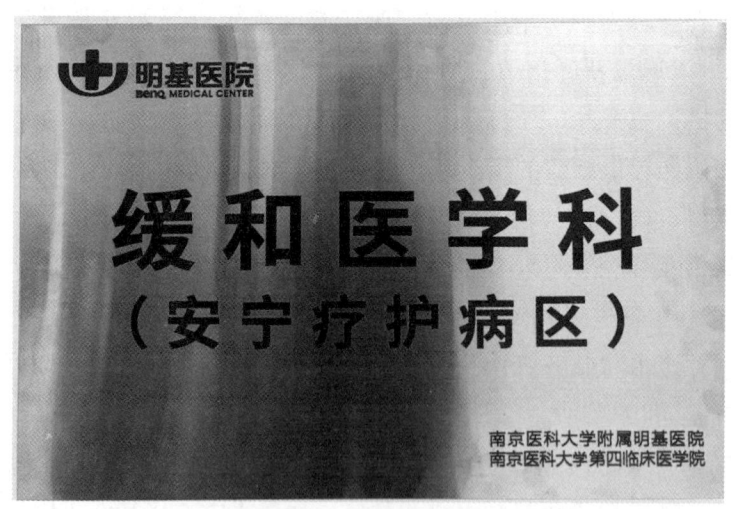

图3.1　明基医院缓和医学科标识牌

截至2023年9月，笔者所在的南京市共有62家安宁疗护试点机构，其中三级医疗机构15家、二级医疗机构8家、社区卫生服务中心30家、护理院9

家，具体名单如表3.1所列。另外，南京市拥有江苏省首家独立设置的安宁疗护中心。

表3.1 南京市安宁疗护中心名单（截至2023年9月）

区划	机构名称	机构地址
玄武区 （4家）	南京市中心医院	南京市玄武区成贤街116号
	南京市玄武区新街口社区卫生服务中心	南京市玄武区杨将军巷21号
	南京钟山银城梅苑护理院	南京市玄武区后宰门东村80号
	南京市玄武区孝陵卫社区卫生服务中心	南京市玄武区双拜巷78号
秦淮区 （7家）	东部战区空军医院	南京市秦淮区马路街1号
	南京市中医院	南京市秦淮区大明路157号
	江苏悦华汇景护理院	南京市秦淮区佳营东路6-4号1号综合楼
	南京悦华延龄护理院	南京市秦淮区淮海路148号
	南京秦淮悦华悦康护理院	南京市秦淮区龙蟠南路99号
	南京航天医院	南京市秦淮区正学路1号
	南京市红十字医院	南京市秦淮区白下路242号
建邺区 （2家）	南京明基医院	南京市建邺区河西大街71号
	南京市建邺区莲花社区卫生服务中心	南京市建邺区莲池路113号
鼓楼区 （7家）	南京鼓楼医院	南京市鼓楼区中山路321号
	南京健嘉康复医院	南京市鼓楼区建宁路279号
	南京脑科医院（南京市胸科医院）	南京市鼓楼区广州路215号
	南京市儿童医院	南京市鼓楼区广州路72号
	南京鼓楼银城康养象山护理院	南京市鼓楼区幕府西路126号
	南京市鼓楼区中央门社区卫生服务中心	南京市鼓楼区南昌路32号
	南京石城护理院	南京市鼓楼区石头城9号
栖霞区 （4家）	南京市栖霞区医院	南京市栖霞区尧化门尧佳路28号
	南京市栖霞区靖安社区卫生服务中心	南京市栖霞区龙潭街道营防街17号
	南京栖霞银城颐畅护理院	南京市栖霞区马群南路19号
	南京明州康复医院	南京市栖霞区尧化新村102号
雨花台区 （3家）	南京市雨花台区板桥社区卫生服务中心	南京市雨花台区辅机路182号
	南京市雨花台区赛虹桥社区卫生服务中心	南京市雨花台区小行路35号
	南京市雨花台区西善桥社区卫生服务中心	南京市雨花台区龙西路78号
江宁区 （4家）	南京同仁医院	南京市江宁区吉印大道2007号
	南京江宁沐春园护理院	南京市江宁区格致路311号
	南京市江宁区东山街道上坊社区卫生服务中心	南京市江宁区远泰路28号
	南京市江宁区东山街道社区卫生服务中心	南京市江宁区宏运大道1928号

表3.1（续）

区划	机构名称	机构地址
浦口区 （3家）	南京市浦口区中医院	南京市浦口区公园北路18号
	南京市浦口区江浦街道社区卫生服务中心	南京市浦口区珠泉西路17-2号
	南京市浦口区永宁街道社区卫生服务中心	南京市浦口区永宁街道侯冲路81号
六合区 （2家）	南京市六合区人民医院	南京市六合区延安路28号
	南京市六合区马鞍街道社区卫生服务中心	南京市六合区马鞍镇小康北路18号
溧水区 （7家）	南京市溧水区人民医院	南京市溧水区崇文路86号
	南京市溧水区晶桥中心卫生院	南京市溧水区振兴北路1号
	南京市溧水区东屏街道卫生院	南京市溧水区东屏街道金湖路89号
	南京市溧水区白马中心卫生院	南京市溧水区白马镇康居路99号
	南京市溧水区永阳街道社区卫生服务中心	南京市溧水区永阳街道珍珠南路3号
	南京市溧水区洪蓝街道卫生院	南京市溧水区洪蓝镇凤凰井路117号
	南京市溧水区中医院	南京市溧水区永阳街道文昌路201号
高淳区 （10家）	南京市高淳人民医院	南京市高淳区经济开发区茅山路53号
	南京市高淳区淳溪中心卫生院	南京市高淳区汶溪路193号
	南京市高淳区桠溪中心卫生院	南京市高淳区桠高路7号
	南京市高淳中医院	南京市高淳区淳中路7号
	南京市高淳区阳江中心卫生院	南京市高淳区阳江镇永畅路1号
	南京市高淳区砖墙中心卫生院	南京市高淳区砖墙镇永成路50号
	南京市高淳区东坝中心卫生院	南京市高淳区东坝街道游子山路3号
	南京市高淳区古柏中心卫生院	南京市高淳区古柏街道韩村集镇
	南京市高淳区固城中心卫生院	南京市高淳区固城街道双固路7号
	南京市高淳区漆桥中心卫生院	南京市高淳区漆桥街道双牌石东街57号
江北新区 （9家）	南京鼓楼医院（江北院区）	南京市浦珠中路359号
	南京医科大学第四附属医院	南京市江北新区浦园路18号
	南京江北医院	南京市江北新区葛关路552号
	南京市江北新区盘城街道社区卫生服务中心	南京市盘城新街106号
	南京市江北新区大厂街道社区卫生服务中心	南京市江北新区大厂街道新华路206号
	南京市江北新区顶山街道社区卫生服务中心	南京市江北新区顶山街道珍珠南路83号
	南京市江北新区泰山街道社区卫生服务中心	南京市江北新区浦东路9号
	南京扬子护理院	南京市江北新区大厂街道太子山路59号
	南京高新医院	南京市宁六路69号

3.2 安宁疗护团队

3.2.1 安宁疗护团队与多学科合作

安宁疗护团队与多学科合作是确保患者得到全面、综合照护的关键。以下是关于安宁疗护团队与多学科合作的几个重要方面。

3.2.1.1 跨学科团队的组成

安宁疗护团队通常包括医生、护士、社会工作者、心理咨询师、志愿者、精神科医生、物理治疗师、职业治疗师等多个学科的专业人员。这样的团队结构可以确保患者在身体、心理、社会和精神层面得到全面的支持和照顾。

3.2.1.2 共同的目标和理念

跨学科团队的所有成员都应秉持安宁疗护的目标和理念，即提高患者的生活质量，尊重他们的意愿和选择，确保他们在生命的最后阶段得到尊重和舒适的照护。

3.2.1.3 定期的沟通和协作

为了确保患者得到更好的照护，团队成员需要定期进行沟通和协作。这可以通过定期的会议、病例讨论、联合查房等方式实现。通过分享信息和经验，团队成员可以更好地了解患者的需求和状况，从而制订更合适的照护计划。

3.2.1.4 共同制订照护计划

跨学科团队应共同制订患者的照护计划。制订计划时，应考虑到患者的身体状况、心理需求、社会支持、精神状况等多个方面。通过整合不同学科的知识和技能，团队成员可以确保患者得到全面而连贯的照护。

3.2.1.5 持续的教育和培训

为了保持团队的专业性和高效性，团队成员需要定期接受教育和培训。这

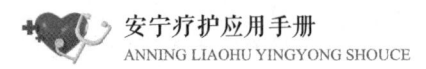

可以帮助他们了解最新的安宁疗护理念和实践经验，提高专业技能，增加知识储备。

总之，安宁疗护团队与多学科合作是确保患者得到全面、综合照护的关键。通过跨学科团队的协作和沟通，可以为患者提供更高质量的安宁疗护服务，帮助他们度过生命的最后阶段。

3.2.2 安宁疗护团队成员分工

3.2.2.1 医生的角色

（1）病情评估。医生负责评估患者的病情，包括诊断、病情进展和预后，为制订治疗计划提供依据。

（2）症状管理和治疗。医生负责制订和管理患者的疼痛和其他症状控制方案，确保患者尽可能舒适。

（3）药物管理。医生负责开具和管理用于控制症状（包括疼痛、恶心、呕吐、便秘、呼吸困难等）的药物。

（4）沟通协调。医生在团队中起到沟通协调的作用，确保团队成员之间的信息交流和协作。

（5）决策支持。医生为患者和家属提供决策支持，帮助他们了解治疗方案和可能的选择。

（6）教育与培训。医生可能需要对团队成员进行教育和培训，以提高整个团队对安宁疗护的认识和技能水平。

（7）伦理咨询。在面临伦理困境时，医生可能需要提供咨询和指导，帮助团队和患者家属作出符合伦理原则的决策。

（8）法律和法规遵循。医生要确保所有医疗行为都符合法律和医疗法规。

（9）患者关怀。医生提供患者关怀，包括情感支持和心理安慰，帮助患者保持尊严和平静。

（10）家属支持。医生还需要为患者家属提供支持，帮助他们处理与患者疾病相关的各种情感和心理问题。

（11）跨学科团队合作。医生是跨学科团队中的关键成员，与其他专业人员（如护士、社会工作者、心理咨询师等）协作，共同为患者提供全面的照护。

（12）质量改进。医生参与安宁疗护服务的质量改进工作，持续提升服务水平。

安宁疗护医生的工作不局限于治疗，还包括心理、社会和精神层面的支持，以及与患者及其家属的深入沟通和协调。

3.2.2.2 护士的作用

（1）患者护理。护士提供日常的护理服务，包括个人卫生、饮食、活动支持等，确保患者身体舒适和基本需求得到满足。

（2）症状管理。护士负责监测和管理患者的症状，如疼痛、恶心、呕吐、便秘、呼吸困难等，并根据医生的指导调整护理计划。

（3）药物管理。护士负责药物的管理和分配，确保患者按时、正确地服用药物。

（4）情感支持。护士为患者提供情感支持，帮助他们应对疾病带来的心理和情感挑战。

（5）沟通协调。护士在患者、家属和医疗团队之间起到沟通桥梁的作用，确保信息的准确传递和团队的协调合作。

（6）教育与指导。护士教授患者和家属有关疾病管理、症状控制和自我护理的知识，帮助他们更好地理解病情和护理需求。

（7）家庭护理。护士可能参与家庭护理计划的制订和实施，指导家属如何在家中照顾患者。

（8）伦理和法律问题。护士在处理与安宁疗护相关的伦理和法律问题时，提供支持和建议。

（9）记录和文档。护士负责记录患者的病情变化、护理措施和症状管理情况，为医疗团队提供重要的信息。

（10）跨学科合作。护士与医生、社会工作者、心理咨询师、志愿者等其他团队成员紧密合作，共同为患者提供全面的安宁疗护服务。

（11）质量改进。护士参与安宁疗护服务的质量评估和改进工作，确保护理服务水平的持续提升。

（12）临终关怀。在患者生命末期，护士提供临终关怀，帮助患者及其家属度过这一艰难时期。

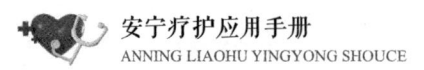

（13）悲伤和丧亲支持。患者去世后，护士为家属提供悲伤和丧亲支持，帮助他们缓解失去亲人的悲痛心情。

护士在安宁疗护团队中的作用是多方面的，他们不仅提供专业的医疗护理，还涉及情感、心理和社会层面的支持，是连接患者、家属和医疗团队的重要纽带。

3.2.2.3 社会工作者的任务

（1）评估和支持。社会工作者对患者及其家属进行评估，了解他们的需求，包括心理、情感、社会和经济等方面。

（2）资源链接。社会工作者帮助患者及其家属链接到社区资源，如经济援助、住房、交通服务、家庭护理服务等。

（3）情感和心理支持。社会工作者为患者及其家属提供情感支持，帮助他们应对疾病带来的压力和挑战。

（4）协调服务。作为患者、家属与医疗团队之间的联络人，社会工作者要确保服务的协调性和连贯性。

（5）教育和咨询。社会工作者需提供有关疾病、治疗选择、临终关怀和丧亲等方面的知识和咨询。

（6）法律和伦理问题。社会工作者应帮助患者及其家属理解与疾病相关的法律和伦理问题，如生前预嘱、医疗授权书等。

（7）家庭会议和沟通。社会工作者要组织和引导家庭会议，促进家庭成员之间的沟通和决策。

（8）丧亲支持。在患者去世后，社会工作者为家属提供丧亲支持和哀悼服务。

（9）倡导权益。社会工作者应为患者及其家属争取权益，确保他们获得应有的服务和支持。

（10）社区参与。社会工作者应鼓励和促进社区参与，提升公众对安宁疗护的认识和支持。

（11）政策和程序。社会工作者参与制定和评估与安宁疗护相关的政策和程序，以提高服务质量。

（12）团队合作。社会工作者与医疗团队的其他成员合作，共同为患者提供全面的安宁疗护服务。

（13）研究和评估。社会工作者需参与安宁疗护服务的研究和评估，以不断改进服务质量。

社会工作者不仅为患者及其家属提供直接的支持，还要帮助他们链接到必要的资源和服务，确保他们在面对疾病和死亡时得到全面的支持和关怀。

3.2.2.4 心理咨询师的任务

（1）心理评估。心理咨询师要对患者及其家属进行心理评估，了解他们的心理状态和需求。

（2）情感支持。心理咨询师可以提供情感支持，帮助患者及其家属处理与疾病相关的恐惧、焦虑、悲伤及其他情绪。

（3）应对策略。心理咨询师应教授患者及其家属应对策略，帮助他们更好地管理情绪和应对生活中的挑战。

（4）心理治疗。心理咨询师根据需要提供个体或团体心理治疗，如认知行为疗法等。

（5）沟通技巧。心理咨询师协助患者及其家属提高沟通技巧，促进他们之间的有效沟通。

（6）决策支持。在面对重大决策（如治疗选择和生命终结决策）时，心理咨询师为患者及其家属提供心理支持和指导。

（7）悲伤和丧亲辅导。在患者去世后，心理咨询师为家属提供悲伤和丧亲辅导服务，帮助他们处理失去亲人的悲痛情感。

（8）教育和培训。心理咨询师为患者及其家属及安宁疗护团队的其他成员提供心理健康教育和培训。

（9）团队协作。心理咨询师与其他团队成员合作，共同制订和实施针对患者的整体护理计划。

（10）文化和宗教考量。心理咨询师要考虑患者的文化和宗教背景，提供相应的心理支持。

（11）危机干预。在患者或其家属出现心理危机时，心理咨询师应提供及时的干预和支持。

（12）记录和报告。心理咨询师要记录患者的心理状况和治疗进展，并向医疗团队报告，以便调整护理计划。

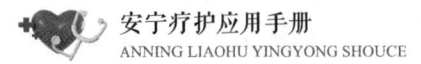

3.2.2.5 志愿者的作用

（1）陪伴与支持。志愿者可以为患者提供陪伴，通过交谈、倾听、阅读或简单的陪伴，给予患者情感上的支持。

（2）社交互动。通过组织或参与社交活动，志愿者可以帮助患者减少孤独感，增加社交互动的机会。

（3）家庭支持。志愿者可以为家属提供支持，帮助他们减轻照顾患者的压力和情绪负担。

（4）日常帮助。志愿者可以协助患者进行日常活动（如散步、购物或做家务），减轻家属的负担。

（5）特殊技能。有些志愿者可能具备特殊技能，如音乐疗法、艺术疗法或宠物疗法，这些技能可以为患者提供额外的舒适感和愉悦感。

（6）信息与教育。志愿者可以帮助患者及其家属了解疾病、治疗选项和安宁疗护服务，提供必要的信息和教育。

（7）情感倾听。志愿者可以成为患者及其家属的情感倾听者，为他们提供一个安全的空间来表达感受和担忧。

（8）丧亲支持。在患者去世后，志愿者可以继续为家属提供支持，帮助他们度过丧亲的困难时期。

（9）活动组织。志愿者可以组织和参与各种活动，如庆祝生命活动、纪念服务等。

（10）团队协作。志愿者与安宁疗护团队的其他成员协作，共同为患者提供全面的关怀。

（11）个人成长。参与安宁疗护的志愿者也可以通过这一经历获得个人成长和满足感。

（12）反馈与改进。志愿者可以向团队提供来自患者及其家属的反馈，帮助团队改进服务和提高服务质量。

3.3 了解安宁疗护机构的设施与服务

了解安宁疗护机构的设施与服务是选择适合患者的医疗机构的重要步骤。

以下是一些关于安宁疗护机构设施与服务的要点。

3.3.1 设施环境

安宁疗护机构通常提供舒适、安静的设施环境，以营造温馨的、家一样的氛围。这些设施可能包括单人间或多人间、宽敞明亮的休息区、室内花园或露台等，以满足患者的不同需求。

3.3.2 疼痛管理和症状控制

安宁疗护机构注重患者的疼痛管理和症状控制，提供及时的止痛治疗和其他必要的医疗护理，以确保患者身体层面上的舒适。

3.3.3 心理和精神支持

除了身体护理，安宁疗护机构还提供心理和精神支持服务。这可能包括心理咨询、精神疏导、宗教或灵性关怀等，以帮助患者及其家属应对情绪困扰和心灵痛苦。

3.3.4 日常生活照护

安宁疗护机构提供日常生活的照护服务，如饮食、洗漱、穿衣等，能确保患者的基本生活需求得到满足。安宁疗护机构还会提供适当的辅助设备，以帮助患者维持独立和尊严。

3.3.5 家庭参与和支持

安宁疗护机构鼓励家庭参与和支持，提供与家庭成员的沟通和协作机会，帮助家庭成员了解患者的病情和需求，并提供相应的支持和指导。

3.3.6 教育和培训

安宁疗护机构还能提供教育和培训服务，以帮助患者及其家属了解安宁疗护的理念、目标和护理技巧。这些教育和培训形式包括讲座、研讨会和指导手册等。

在选择安宁疗护机构时，建议患者及其家属亲自参观机构，与工作人员交流，并询问其他患者及其家属的意见和建议。通过了解机构的设施和服务，可以更好地判断其是否满足患者本人及其家属的需求。同时，与机构的医生和护士交流，了解他们的专业背景和经验，也是选择适合机构的重要参考因素。

根据南京市地方标准《安宁疗护服务规范》（DB3201/T 1078—2022），安宁疗护机构设置要求如表3.2所列。

表3.2 安宁疗护机构设置要求

设置要求		机构类型			
		安宁疗护中心	三级医院 二级医院	一级医院、卫生院、社区卫生服务中心	护理院/医养结合部门
设施设备	病区模式	可以有	可以有	为主	安宁疗护区域
	病床（房）模式	可以有	为主	可以有	可以有
	病房设置	以2人间为主	以2人间为主	以2~4人间为主	以2~4人间为主
	谈话室/活动室	必须有	必须有	必须有	必须有
	告别室	必须有	必须有	必须有	必须有
	病房采光标准	>120 lx，明亮、清新、柔和			
	天花板装饰彩图	可以有	可以有	必须有	必须有
	内墙面装饰图画	可以有	可以有	必须有	必须有
	绿植	必须有	必须有	必须有	必须有
	监护仪	必须有	必须有	必须有	可以有
	微量注射泵	必须有	必须有	必须有	必须有
	指夹式氧饱和度仪	必须有	必须有	必须有	必须有
	血糖仪	必须有	必须有	必须有	必须有
	简易呼吸器	必须有	必须有	必须有	必须有
	气垫床	必须有	必须有	必须有	必须有
	喷气气垫	必须有	必须有	必须有	必须有
	雾化吸入装置	必须有	必须有	必须有	可以有
	镇痛泵	必须有	必须有	必须有	会使用
	助浴床	可以有	可以有	可以有	可以有

表 3.2（续）

设置要求		机构类型			
		安宁疗护中心	三级医院 二级医院	一级医院、卫生院、社区卫生服务中心	护理院/医养结合部门
人员要求	医护团队能力	独立工作	独立工作	开展工作、有专家会诊指导	识别症状、专家指导
	技术力量	MDT团队	MDT团队	医联体或相关专科会诊团队	医疗专家支持团队
	医生	每10张床至少配备1名执业医师，团队必须配备1名副主任及以上职称医师	每10张床至少配备1名执业医师，团队必须配备1名副主任及以上职称医师	每10张床至少配备1名执业医师，团队必须配备1名副主任及以上职称医师	至少配备1名主治及以上职称医师
	护士	每10张床至少配备4名护士，团队必须配备1名专科护士及以上职称护师	每10张床至少配备4名护士，团队必须配备1名专科护士及以上职称护师	每10张床至少配备4名护士，团队必须配备1名专科护士及以上职称护师	至少配备2名护士
	中医师	必须有	必须有	必须有	可以有
	药剂师	必须有	必须有	必须有	必须有
	心理支持	必须有	必须有	可以有	可以有
	营养支持	必须有	必须有	可以有	可以有
	物理治疗	必须有	必须有	可以有	可以有
	社会工作者	必须有	必须有	必须有	可以有
	护理员	必须有	必须有	必须有	必须有
	志愿者	必须有	可以有	可以有	可以有
	音乐支持	可以有	可以有	可以有	可以有
	芳香支持	可以有	可以有	可以有	可以有

第4章 安宁疗护的实践与体验

4.1 安宁疗护评估

终末期肿瘤患者常面临严重的身心痛苦，照护目标为控制症状、减轻痛苦，提高患者及其家属的生活质量。因此，及时筛查出需要接受安宁疗护的终末期肿瘤患者，有助于为其提供有针对性的、全方位的安宁疗护照护。

由安宁疗护中心首诊医师与责任护士为患者进行入院后的初步评估。主要评估内容包括生存期、症状筛查、营养、VTE风险及护理需求。

表4.1所列为患者评估的项目、手段及结论。

表4.1 患者评估的项目、手段及结论

评估项目	工具手段	结论
生存期评估	KPS，PPS，PPI	判断生存期_____周
症状筛查评估	Edmonton症状评估量表	判断症状严重程度：如呼吸困难_____分、乏力_____分、食欲缺乏_____分、焦虑_____分
营养评估	NRS-2002	NRS-2002评分_____分，提示是否存在营养不良的风险
	MNA-SF	MNA-SF评分_____分，是否可诊断为营养不良
VTE风险评估	Padua评分表	_____分，判断VTE风险程度
护理需求评估	ADL	ADL评分_____分，判断依赖程度
	Morse跌倒评估量表	Morse评分_____分，判断跌倒风险程度

注：KPS，Karnofsky performance assessment scale，卡氏功能状态评估量表；PPS，palliative performance scale，姑息功能评估量表；PPI，palliative prognostic index，姑息预后指数；NRS-2002，nutrition risk screening 2002，营养风险筛查；MNA-SF，mininutritional assessment short form，微型营养评定法；ADL，activity of daily living，日常生活能力评定。

4.1.1 患者卡氏功能状态评估量表（KPS）

患者卡氏功能状态评估量表适用于住院和居家安宁疗护，如表4.2所列。

表4.2 患者卡氏功能状态评估量表

序号	体力状况	评分
1	正常，无症状或体征	100分
2	能进行正常活动，有轻微症状或体征	90分
3	勉强进行正常活动，有一些症状或体征	80分
4	生活能自理，但不能维持正常生活和工作	70分
5	生活大部分能自理，但偶尔需要别人帮助	60分
6	常常需要别人照顾和帮助	50分
7	生活不能自理，需要特别照顾和帮助	40分
8	生活严重不能自理	30分
9	病重，需要住院和支持治疗	20分
10	重危，临近死亡	10分
11	死亡	0分

注：KPS评分越高，健康状况越好，越能忍受治疗给身体带来的副作用，因而也就越可能接受彻底的治疗。一般认为KPS评分达80分以上为非依赖级（independent），即生活自理级；50~70分为半依赖级（semi-independent），即生活半自理；50分以下为依赖级（dependent），即生活需要别人帮助。

4.1.2 患者姑息功能评估量表（PPS）

患者姑息功能评估量表适用于住院和居家安宁疗护，如表4.3所列。

表4.3 患者姑息功能评估量表

序号	躯体活动	活动和疾病症状	自我护理	摄入	意识水平	评分
1	正常	活动正常 无疾病症状	正常	正常	正常	100分
2	正常	活动正常 有疾病症状	正常	正常	正常	90分
3	正常	活动受限 有疾病症状	正常	正常或减少	正常	80分

表4.3（续）

序号	躯体活动	活动和疾病症状	自我护理	摄入	意识水平	评分
4	活动减少	无法正常工作 有疾病症状	正常	正常或减少	正常	70分
5	活动减少	无法做家务 重大疾病	偶尔护理需要	正常或减少	正常或混乱	60分
6	以坐或躺为主	无法做任何工作 广泛病变	持续护理需要	正常或减少	正常或混乱	50分
7	半卧床	无法做任何工作 广泛病变	主要护理	正常或减少	正常或嗜睡或混乱	40分
8	卧床	无法做任何工作 广泛病变	全程护理	减少	正常或嗜睡或混乱	30分
9	卧床	无法做任何工作 广泛病变	全程护理	最小的啜饮	正常或嗜睡或混乱	20分
10	卧床	无法做任何工作 广泛病变	全程护理	仅仅口腔护理	嗜睡或昏迷	10分
11	死亡					0分

注：此量表是对KPS的优化改进。它考虑了躯体活动、活动和疾病症状、自我护理、摄入和意识水平等。评分不大于60分，预测生存期小于6个月；评分不大于40分，预测生存期小于3个月。

4.1.3 患者姑息预后指数（PPI）

患者姑息预后指数如表4.4所列。

表4.4 患者姑息预后指数

指标	分级	部分分值	预测生存期
患者姑息功能评价表（PPS）	10~20	4.0	不低于6分，预测生存期3周（敏感性80%，特异性85%）
	30~50	2.5	
	>60	0	
经口摄入量	严重减少	2.5	
	中等减少	1.0	
	正常	0	
水肿	存在	1.0	不低于4分，预测生存期6周（敏感性80%，特异性77%）
	无	0	
休息时呼吸困难	存在	3.5	
	无	0	
谵妄	存在	4.0	
	无	0	

4.1.4 埃德蒙顿症状评估量表

埃德蒙顿症状评估量表见表4.5，使用方法为圈出最能描述最近24小时内患者的健康状态的数字。

表4.5 埃德蒙顿症状评估量表

状态极好	程度	状态极差
无疼痛	0 1 2 3 4 5 6 7 8 9 10	极度疼痛
不疲倦	0 1 2 3 4 5 6 7 8 9 10	极度疲倦
不恶心	0 1 2 3 4 5 6 7 8 9 10	极度恶心
不抑郁	0 1 2 3 4 5 6 7 8 9 10	极度抑郁
不焦虑	0 1 2 3 4 5 6 7 8 9 10	极度焦虑
不瞌睡	0 1 2 3 4 5 6 7 8 9 10	极度瞌睡
食欲极好	0 1 2 3 4 5 6 7 8 9 10	食欲极差
感觉生活质量极佳	0 1 2 3 4 5 6 7 8 9 10	感觉生活质量极差
不瘙痒	0 1 2 3 4 5 6 7 8 9 10	极度瘙痒
无气急	0 1 2 3 4 5 6 7 8 9 10	极度气急
其他问题	0 1 2 3 4 5 6 7 8 9 10	—

注：量表采用数字评分法，每个症状的评分范围为0～10，0表示无症状，10表示所能想到的最严重的程度，患者选择一个数字表达自己的主观感受，数字越大，表示该症状越严重。1～3为轻度，4～6为中度，7～10为重度。

4.1.5 简明疼痛评估（BPI）

简明疼痛评估

① 大多数人一生中都有过疼痛经历（如轻微头痛、扭伤后痛、牙痛），除这些常见的疼痛外，现在您是否还感到有别的类型的疼痛？

   A. 是   B. 否

② 请您在图4.1中标出您的疼痛部位，并在疼痛最剧烈的部位以"×"标出。

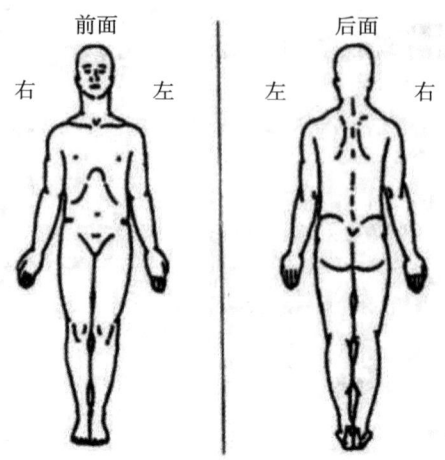

图4.1 疼痛部位标示图

③请选择下面的一个数字,以表示过去24小时内您疼痛最剧烈的程度。

(不痛)0 1 2 3 4 5 6 7 8 9 10(最剧烈)

④请选择下面的一个数字,以表示过去24小时内您疼痛最轻微的程度。

(不痛)0 1 2 3 4 5 6 7 8 9 10(最剧烈)

⑤请选择下面的一个数字,以表示过去24小时内您疼痛的平均程度。

(不痛)0 1 2 3 4 5 6 7 8 9 10(最剧烈)

⑥请选择下面的一个数字,以表示您目前的疼痛程度。

(不痛)0 1 2 3 4 5 6 7 8 9 10(最剧烈)

⑦您希望接受何种药物或治疗控制您的疼痛?

⑧在过去的24小时内,由于药物或治疗的作用,您的疼痛缓解了多少?请选择下面的一个百分数表示疼痛缓解的程度。

(无缓解)0 10% 20% 30% 40% 50% 60% 70% 80% 90% 100%(完全缓解)

⑨请选择下面的一个数字,以表示过去24小时内疼痛对您的影响。

a. 对日常生活的影响。

(无影响)0 1 2 3 4 5 6 7 8 9 10(完全影响)

b. 对情绪的影响。

(无影响)0 1 2 3 4 5 6 7 8 9 10(完全影响)

c. 对行走能力的影响。

　　（无影响）0 1 2 3 4 5 6 7 8 9 10（完全影响）

d. 对日常工作的影响（包括外出工作和家务劳动）。

　　（无影响）0 1 2 3 4 5 6 7 8 9 10（完全影响）

e. 对与他人关系的影响。

　　（无影响）0 1 2 3 4 5 6 7 8 9 10（完全影响）

f. 对睡眠的影响。

　　（无影响）0 1 2 3 4 5 6 7 8 9 10（完全影响）

g. 对生活兴趣的影响。

　　（无影响）0 1 2 3 4 5 6 7 8 9 10（完全影响）

4.1.6　心理痛苦温度计

图4.2所示为心理痛苦温度计的试样。数字由0到10表示痛苦程度，0代表无痛苦，10代表极度痛苦。选出最能体现被评估者近期心理痛苦程度的数字，并在相应数字上画"√"。

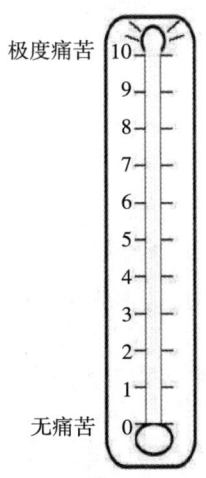

图4.2　心理痛苦温度计

4.1.7　心理痛苦评估问题表

心理痛苦评估问题表见表4.6。其使用方法为：逐个浏览每个分类下的所有项目，根据个人的具体情况，如果存在相应的问题，请在"有"的一栏上画

"√"；如果不存在相应的问题，请在"无"的一栏上画"√"。

表4.6 心理痛苦评估问题表

问题	相关因素	状态	
躯体方面	外表改变	有□	无□
	手术疤痕	有□	无□
	沐浴/穿衣	有□	无□
	呼吸状况	有□	无□
	排尿改变	有□	无□
	消化不良	有□	无□
	记忆/注意力	有□	无□
	口腔疼痛/溃疡	有□	无□
	恶心/反胃	有□	无□
	鼻腔干燥/充血	有□	无□
	便秘	有□	无□
	腹泻	有□	无□
	进食	有□	无□
	疲乏	有□	无□
	肢体肿胀	有□	无□
	发热	有□	无□
	病后活动困难	有□	无□
	疼痛	有□	无□
	性欲/性功能	有□	无□
	皮肤干燥/发痒	有□	无□
	睡眠状况	有□	无□
	手脚麻刺感	有□	无□
	手臂活动困难	有□	无□
	其他		
实际方面	照顾孩子	有□	无□
	持家(料理家务)	有□	无□
	家庭日常经济状况问题	有□	无□
	医疗费用问题	有□	无□
	外出交通不便	有□	无□
	工作/学习	有□	无□
	知识缺乏	有□	无□
	日常生活被打乱	有□	无□

第4章 安宁疗护的实践与体验

表4.6（续）

问题	相关因素	状态	
情绪方面	抑郁	有□	无□
	恐惧	有□	无□
	悲伤	有□	无□
	担心复发	有□	无□
	忧愁	有□	无□
	对日常活动失去兴趣	有□	无□
	抱怨	有□	无□
	易怒	有□	无□
	心理脆弱	有□	无□
	紧张	有□	无□
	焦虑	有□	无□
	内疚	有□	无□
	孤独	有□	无□
	害怕	有□	无□
	依赖	有□	无□
	无助感	有□	无□
	社交困难	有□	无□
	其他		
家庭方面	与配偶沟通	有□	无□
	与父母沟通	有□	无□
	与子女沟通	有□	无□
	生育有无问题	有□	无□
精神问题	—	有□	无□

注：先指导患者在心理痛苦温度计上最符合其近一周所经历的平均心理痛苦水平的数字上作出标记，对于数值不低于4的患者，可参考问题列表评估影响因素，且需要转诊到专业的心理学专家和精神科接受进一步的评估和治疗。

4.1.8 主观整体营养状况评估量表

通过表4.7可以对临床患者进行营养状况评估，所得营养评分可以为营养支持方案的选择提供证据支持。

表4.7 主观整体营养状况评估量表

评价内容					评价结果
体重改变	您目前体重？				kg
	与您6个月前的体重相比有变化吗？				A B C
	近2周体重变化了吗？ 不变-增加-减少				A B C
进食	您的食欲 好-不好-正常-非常好 您的进食量有变化吗？ 不变-增加-减少 这种情况持续多长时间？ 您的食物类型有变化吗？ 没有变化-半流食-全流食-无法进食				摄食变化： A B C 摄食变化的时间： A B C
胃肠道症状	近2周以来您经常出现下列问题吗？ ①没有食欲：从不-很少-每天-每周1~2次-每周3次 ②腹泻：从不-很少-每天-每周1~2次-每周3次 ③恶心：从不-很少-每天-每周1~2次-每周3次 ④呕吐：从不-很少-每天-每周1~2次-每周3次				A B C
功能异常	您现在还能像往常那样做以下的事吗？ ①散步：没有-稍减少-明显减少-增多 ②工作：没有-稍减少-明显减少-增多 ③室内活动：没有-稍减少-明显减少-增多 ④在过去的2周内有何变化：有所改善-无变化-恶化				A B C
疾病和相关营养需求	疾病诊断： 代谢应激：				A B C
体检	皮下脂肪	良好	轻-中度	重度营养不良	
	下眼睑				
	二/三头肌				
	肌肉消耗	良好	轻-中度	重度营养不良	
	颞部				
	锁骨				
	肩				
	肩胛骨				A B C
	骨间肌				
	膝盖				
	股四头肌				
	腓肠肌				
	水肿	良好	轻-中度	重度	A B C
	腹水	良好	轻-中度	重度	A B C

注：A=营养良好；B=轻-中度营养不良；C=重度营养不良。

4.1.9 营养风险筛查表（NRS-2002）

根据营养风险筛查表（NRS-2002），可对患者情况进行如下评估。

4.1.9.1 营养受损评分（见表4.8）

表4.8 营养受损评分

项目	是	否	评分	评分标准
BMI			0	<18.5（3分） 若因严重胸腹水、水肿得不到准确BMI值时，用白蛋白替代，即<30 g/L（3分）
最近3个月内是否体重减轻？			0	体重下降>5%是在：3个月内（1分） 2个月内（2分） 1个月内（3分）
最近1周内膳食摄入是否减少？			0	较从前减少：25%~50%（1分） 51%~75%（2分） 76%~100%（3分）

4.1.9.2 疾病严重程度评分（见表4.9和表4.10）

表4.9 疾病严重程度评分（一）

NRS-2002列出了有文献支持的疾病诊断		否	是	评分
营养需要量轻度增加	髋骨骨折；慢性疾病有急性并发症；肝硬化；COPD；血液透析；糖尿病；恶性肿瘤			1
营养需要量中度增加	腹部大手术；脑卒中；严重肺炎；血液恶性疾病			2
营养需要量重度增加	颅脑损伤；骨髓移植；ICU住院患者			3

注：①对于符合上述列出事项的明确诊断者，则无须评价表4.7；②对于不符合上述列出事项的明确诊断者，请参考表4.7标准。

表4.10 疾病严重程度评分（二）

疾病严重程度	否	是	评分
轻度慢性疾病患者因出现并发症而住院治疗；患者虚弱但不需要卧床；蛋白质需要量略有增加，但可以通过口服和补充来弥补			1
中度患者需要卧床，如大手术后，蛋白质需要量相应增加，但大多数仍可以通过人工营养得到恢复			2
重度患者在加强病房中靠机械通气支持；蛋白质需要量增加且不能被肠外或肠内营养支持所弥补，但是通过肠外或肠内营养支持可使蛋白质分解和氮丢失明显减少			3

4.1.9.3 年龄评分

评分标准：年龄低于70岁（0分）；年龄高于70岁（1分）。

4.1.9.4 营养风险总评分

营养风险总评分：营养受损评分、疾病严重程度评分、年龄评分三者的总和。

结果判断：①营养风险总评分不低于3分：患者处于营养风险中，制订一般性营养支持计划；②营养风险总评分低于3分：每2周复查营养风险筛查。

4.2 心理支持、社会支持及精神关怀

4.2.1 心理支持

4.2.1.1 心理危机干预

（1）心理危机干预的重要性。

心理危机是指个体在遭遇突发或重大的应激事件时，因常规应对方法失效而出现的暂时心理失衡状态。终末期肿瘤患者由于疾病本身、治疗过程、经济负担、情绪困扰及不良预后等多重因素，特别容易陷入心理危机。如果不及时

进行有效干预,这种危机不仅会导致个体在情感、认知和行为上出现障碍,甚至可能导致产生自杀行为。

(2)心理危机干预的定义。

心理危机干预是一种专业的心理学实践,它运用心理学、心理咨询学和心理健康教育学的理论和技巧,对处于心理危机中的个体或群体进行有目的、有计划的全面心理咨询和指导。干预的目的是帮助个体恢复心理平衡,重新适应正常生活。

(3)心理危机的严重程度评估内容。

心理危机的严重程度评估涵盖情感、认知和行为三个维度,每个维度进一步细分为三个方面:一是情感评估,包括愤怒/敌对、焦虑/恐惧、沮丧/抑郁等情绪状态;二是认知评估,涉及对个体的侵犯感、威胁感和丧失感的评估;三是行为评估,即观察个体是否表现出接近、回避或失去能动性的行为。

(4)自杀危险性评估。

自杀危险性评估主要是评估患者的自杀风险,需要考虑以下内容:一是危险因素,包括人口统计特征、身体健康状况、精神健康状况、社会关系、家庭问题、自杀未遂史及安全环境等;二是保护因素,如个体的应对技能、家庭支持、可获得的心理卫生服务资源,以及对高致命性自杀方式的可及性限制;三是自杀先兆,包括言语和行为上的征兆,如直接表达结束生命的愿望、生活无意义的诉说,以及行为上的突然改变(如自杀准备或自伤行为)。

(5)自杀风险评级。

自杀风险评级是指根据患者的自杀意念、计划、行动意图及冲动控制能力,进行风险评级:一是高风险,即患者持续有自杀意念,有强烈计划或行动意图,不能控制冲动,最近有过自杀未遂或有实际的自杀工具和方式准备;二是中风险,即患者已有自杀计划,能够控制冲动,但最近没有实际的自杀行为或方式准备;三是低风险,即患者最近有自杀意念,但没有具体明确的自杀计划,能够控制冲动,无规划或排练自杀行为,无自杀未遂。

表4.11为老年抑郁量表。

表4.11　老年抑郁量表

项目	评分标准 1	评分标准 0	得分
过去1周中：			
1. 您对自己的生活基本满意吗？	否	是	
2. 您是否常感到厌烦？	是	否	
3. 您是否常常感到无论做什么都没有用？	是	否	
4. 您是否比较喜欢待在家里而不喜欢外出及不喜欢做新的事？	是	否	
5. 您是否感到您现在生活得没有价值？	是	否	
得分（≥2异常）			
6. 您是否减少了很多活动和嗜好？			
7. 您是否觉得您的生活很空虚？			
8. 您是否大部分时间精神都很好？			
9. 您是否害怕将有不幸的事情发生在您身上？			
10. 您是否大部分时间都感到快乐？			
11. 您是否觉得您比多数人有较多的记忆问题？			
12. 您是否觉得"现在还能活着"是很好的事情？			
13. 您是否觉得精力充沛？			
14. 您是否觉得您现在的情况没有希望？			
15. 您是否觉得大部分人都比您幸福？			
总分（15分）			
评定标准：1~4分，不考虑抑郁；5~9分，可能抑郁；高于9分，抑郁。			

心理危机干预的实施过程中，要成立心理学、临床医学、护理学等多学科联合的，以心理危机干预专家、医生、护士等成员组成、参与的心理危机干预队伍，根据评估内容共同拟定并实施终末期肿瘤患者心理危机干预方案。心理危机干预专家负责审核与督导干预方案的实施，经过心理危机干预培训的医护人员共同落实方案的实施，干预过程中，要按需对精神、心理异常患者实施心理疗法及药物治疗。

（1）明确问题。

采取适宜频次、面对面沟通的方式，使用真诚、同情、理解和接纳等核心倾听技术了解患者现存的心理危机，从患者角度理解其内心问题。在接触患者时使用带有积极意义的语言，鼓励患者说出内心真实感受，帮助患者正确面对现实，及时明确患者对医疗和生活的需求。

（2）保证安全。

在危机干预过程中，将保证安全作为危机干预的首要目标，把患者对自我和他人的生理、心理危险性降到最低。确保环境安全，定时对环境进行安全检查，如定期检查刀具绳子、限制窗户开启大小、妥善保管药品及有毒化学试剂等。对存在自杀风险的患者，使之处于医护视线之内，便于观察、评估和紧急处理。在与此类患者沟通过程中，要注意尽量避免使用容易引起其情绪波动的语言，以防其受到各种不良刺激。

（3）心理疏导。

针对不同心理阶段（否认期、愤怒期、协议期、抑郁期、接受期）对患者实施个体化护理。要尽可能倾听患者诉求，提供疏泄机会，同时予以语言、肢体等抚慰方式，缓解患者对肿瘤终末期的恐惧感。运用认知行为疗法、意义疗法等方法给予心理疏导，解除情绪危机。对于轻度抑郁症患者，治疗以心理疏导为主，必要时加入抗抑郁药物；对于中重度抑郁症患者，治疗以抗抑郁药物为主，以心理疏导为辅。

（4）应对危机的方式。

应帮助患者探索可利用的替代方法，促使其积极寻求可获得的环境支持、可利用的应对方式，给予患者希望，引导患者认识到有多种更合适的应对方式可以选择，给予感到绝望或走投无路者支持。

（5）制订计划。

根据患者实际能力制订切实可行的计划，帮助其解决问题，恢复患者控制性及自主性，矫正情绪失衡状态。在制订计划过程中，既要帮助患者制订短期计划，以协助其走出当前危机，还要拟订长期行动计划，培养患者积极应对危机的能力。

（6）获得承诺。

获得承诺是指帮助患者承诺采取确定的、积极的行动，并从患者处得到会明确按照计划行事的保证。医护人员应联合家属协助患者制订计划，并让患者复述行动计划，从而得到患者直接的、诚实的承诺，以便及时调整危机干预方案。

（7）联结家庭支持。

针对此类患者，一定要加强对其家属的教育，鼓励家属正确看待疾病，不能让患者觉得被嫌弃、被抛弃、是家人的累赘。要给患者提供源源不断的支持、希望和信心，降低其自我感受负担，从而帮助患者恢复稳定的心理状态。

（8）跟进与随访。

心理危机干预是一个持续的过程，医护人员应定期追踪、随访，及时了解患者后续心理治疗和康复情况，并根据不同的情况调整干预方案和措施，使患者得到及时有效的延续服务。

4.2.1.2 沙盘游戏疗法

沙盘游戏疗法（sandplay therapy）是在分析心理学、世界技法和东方哲学基础上创建的一种心理疗法。求助者在心理咨询师的陪伴下，利用各种沙具和沙子，在沙箱中制作一个场景以展现求助者的潜意识，促进意识与潜意识的交流与融合；并且通过将集体潜意识的原型表现在沙盘中，使原型进入意识层面而促进这些原型的发展，最终实现心理治疗。沙盘游戏疗法的基本特点是强调创造过程本身的自发性和自主性。充分利用非言语交流和象征性意义是沙盘游戏疗法的本质特征。沙盘游戏疗法能改善终末期肿瘤患者的应对方式，有效缓解其癌因性疲乏，改善其负性情绪，提高其生活质量。

通过意识、沟通能力、受教育程度、个性特征、配合程度、心理状况和需求及其对沙盘游戏疗法的了解程度和接受意愿来判断患者是否可以接受沙盘游戏疗法。医护人员均可以成为沙盘游戏咨询师，但须取得心理咨询师资格证，以及接受规范的沙盘游戏干预专项培训。

采取沙盘游戏疗法有以下注意事项。

（1）在进行沙盘游戏疗法前应与患者建立起信任、真诚、接纳的咨询关系，向患者介绍咨询性质、限度、角色、目标及特殊关系等，内容包括时间限制、会谈次数、保密性、正常期望等。

（2）提前收集患者背景资料。如姓名、性别、民族、年龄、籍贯、婚姻状况、家庭境况、社会表现、成长经历、病情信息、主要心理问题及要求。

（3）应在单独房间内完成沙盘游戏疗法，室内放置沙盘、人或物的模型及其他配套沙具，沙盘采用统一规格，即57 cm×72 cm×7 cm，沙盘底面和边框应涂成天蓝色。可根据自身的熟悉度选择沙盘模型，充分理解其象征意义，进而进行心理分析。

（4）治疗过程中应仔细观察患者的建造过程，记录问题，并指导其命名沙盘主题。应根据患者建造的整体沙盘分析其原型心象，通过患者所赋予的沙盘意义分析其心理内容。

（5）每次治疗持续时间应根据患者身体和心理状况而定，以50分钟为宜。沙盘游戏疗法可与其他心理咨询与心理治疗技术相结合，共同来解决心理问题。

（6）应正确对待沙盘游戏疗法作品的解释和分析。

（7）沙盘游戏疗法可以用于评判终末期肿瘤患者的心理评估和治疗效果。心理咨询师可以借助沙盘游戏疗法了解患者内心，帮助其发现问题。对沙盘主题的分析有助于进一步判断终末期肿瘤患者的心理状态。

4.2.1.3 叙事疗法

叙事疗法（narrative therapy）兴起于20世纪80年代末，是由迈克·怀特（Michael White）和大卫·爱普生（David Epston）从家庭治疗领域中派生开创的一种心理治疗方式。"叙事"即讲故事，或者类似讲故事的事件或行为，用来描述前后连续发生的系列性事件，通过咨询者倾听他人的故事，运用适当的方法，使问题外化，帮助当事人找出遗漏的片段，从而引导当事人重构积极故事，以唤起当事人发生改变的内在力量的过程。安宁疗护领域中，医护人员通过倾听患者讲述疾病故事，引导患者发现故事中反映患者积极自我认同的例外事件，帮助患者重新构建生活或疾病故事的意义，并发现照护要点，继而为患者及其家属提供科学有效的护理措施和策略。叙事疗法是具有人文关怀属性的医疗照护方式之一，能够还原医学温度，以患者及家属为中心，用其他患者的故事支持鼓励患者，给予情感支持和情感赋能，达到帮助患者及其家属重拾生命意义的目的。

（1）评估终末期肿瘤患者的一般情况和患者意愿。

① 一般资料评估。包括但不限于以下情况：病情知晓程度、患者兴趣爱好与性格特点、住院费用类型及家庭经济状况、患者人际关系及社交活动、患者的价值观及处事风格等。

② 患者意愿。包括患者对叙事疗法的了解程度、接受意愿及接受方式等。确定患者及其家属的照护需求。

③ 评估访谈。可采取封闭式结合开放式问题形式。进行叙事疗法最好采

用含半结构化访谈元素的程序，以确保引导者遵循了患者的叙事线索。叙事疗法由经过专业培训且考核合格的医护人员提供，叙事治疗者应熟悉方案干预内容及注意事项，具备良好的人际沟通和交流能力，关注并对当事人的故事感兴趣。

（2）叙事疗法实施前的准备。

① 成立叙事干预小组，包括但不限于以下专业人员：临床医生、护士等。

② 安排叙事疗法工作坊，通过环境装饰、文化活动举办、叙事疗法读书会、案例分享活动等形式，营造有利于实施叙事疗法氛围，开展叙事能力培养。

③ 充分评估后，医护人员可深入故事资料，分类、整理和分析叙事资料。

④ 以干预目标为导向对叙事资料进行评价，筛选出有重要影响的叙事内容，分析积极因素和消极因素。

⑤ 全体照护成员共同商议，制定切实可行的方案和内容。

（3）叙事疗法的实施。

① 叙事治疗技术。包括以下五项核心技术，根据实际情况可循序使用，也可分次完成。外化：将问题与人分开。问题是问题，问题外化之后，人的内在本质会被重新看见与认可，转而有能力解决自己的问题。解构：找到影响患者状态的社会关系、文化支持、经济等因素，研究这些问题及患者生活中遇到的特殊事件，探索问题的来龙去脉。改写：根据患者的叙事内容，以新的愿景和积极事件建立的新故事来改写当前的消极故事主线，帮助患者重整自我，寻找价值感。外部见证人：尊重患者意愿，请其他相关的人一起经历一个事件或活动的过程，也可以邀请患者家属旁观，见证患者叙事。治疗性文件：根据患者具体情况，通过制作生命回忆录、家庭留影相册等治疗文件的形式实施关怀。

② 叙事疗法时长及频次。一次一般在30~60分钟，叙事次数不限，以达到疗效为主。

③ 叙事地点。可以选择私密性强、安静舒适的地方（如会议室、花园、凉亭、床旁等），患者与照护人员面对面而坐。

④ 交流方式。可以采用开放式交流叙事内容，适当利用语言及非语言沟通技巧。住院期间可以采用面对面交流，出院后采用电话或微信视频交流（每次20~30分钟）。面对面个体化交流与一对一交流形式接受度最高。

⑤ 实施全程反思。叙事治疗前，叙事治疗小组成员应反思自己。实施叙

事疗法中,照护人员对叙事内容进行梳理,并通过叙事对象适当回应问题。反思中的回应包括立即回应和延迟回应,可据情进行反思和调整回应形式所占比例,一般为20%和80%,立即回应包含叙事时的微笑、触摸等非语言性回应等。

(4)叙事疗法的反思优化。

记录实施叙事疗法后,照护人员在6小时内对当事人进行叙事内容、方式、技巧使用等反思,并进行反思性写作,可以写反思导图,不断探索更优表达方式,并拟订下次叙事计划。

4.2.2 社会支持

4.2.2.1 陪伴

终末期肿瘤患者大多活动范围受限,希望继续按照以往的习惯来安排自己当下的生活,但由于身体能力变弱,维持过去生活习惯的愿望难以实现,这些冲突使得他们常处于一种焦虑不安的状态。此时,充足的陪伴对于终末期肿瘤患者来说是非常重要的一种照护方法。陪伴者既是"问题解决者",也是"功能延伸者",主要通过家属的参与、医务人员的服务及志愿者团队的支持,使终末期肿瘤患者在情感上获得安慰,以帮助他们改善心理状态。

终末期肿瘤患者陪伴人员可以为家属、医务人员、经过专业培训的志愿者团队等。其中,鼓励家属陪伴。

(1)家属的陪伴。

家属是患者最为重要的陪伴者。家属的语言和非语言陪伴能够倾听患者心声,发觉患者未了遗憾,了解整个心态变化,并给予"亲情"和"爱"的回应。

(2)医务人员的陪伴。

医务人员的陪伴可以带给患者安全感。医务人员应尽可能通过与患者聊天、了解和解释病情、谈及患者感兴趣的事,以分散患者注意力和给予安全感,但也要尊重和保护患者的隐私。医务社会工作者对终末期肿瘤患者的陪伴,是以评估患者多重需求,并且以同理心,运用语言、非语言沟通技巧对患者开展个案管理工作。

(3)经过专业培训的志愿者团队的陪伴。

医院招募、培训、管理志愿者团队,为患者提供志愿者陪伴服务。在陪伴过程中，应接纳患者的身体和心理状况，帮助患者处理一些尚未完成的事务，为患者及其家属搭建支持网络。对于终末期肿瘤患者，志愿者可以通过生命回顾的方式，倾听患者的人生故事，帮助患者舒适、平静地面对人生的最后旅程。

4.2.2.2 倾听

倾听既是一系列行动过程，又是一种助人的技术，包括关注他人的语音和语言的使用。有效倾听的目的是避免沟通障碍，避免由于评判、比较、批评而造成选择性倾听。了解终末期肿瘤患者的内心世界，并设身处地地予以同情、理解，与其建立相互信任的关系，使其愿意倾诉心理问题。通过倾听，医务人员可以从中提取有用线索、化解患者的担忧和影响身体健康的因素。在服务终末期肿瘤患者的过程中，无论是家属，还是医务人员或志愿者团队，只有合理运用倾听技巧，给予患者最大程度的支持，才能取得良好的照护效果。

终末期肿瘤患者的倾听者可以为家属、医务人员、经过专业培训的志愿者团队等。

（1）倾听原则。

倾听者应秉持积极倾听的原则，即以某种特有的方式说话和倾听，让患者感受到被了解和鼓励，进而产生继续进行更深层次的自我表达的意愿。它是一种回馈模式，通过反射方法将所了解到的信息再传送回去。积极倾听必须传达出真实的信息。在感受的表达方面也是如此，通过积极的倾听将这些感受以同等深度反映出来。

（2）倾听方法。

①邀请。借助身体姿势、面部表情、声音和说话的内容，表明正准备听对方说话。通常可以用提问题的方式来引导患者表达自己，如"发生了什么事？"或"这些是怎么形成的？"等，通常不需要问太特别的问题。当患者开始谈论他们的问题及所关心的事情时，倾听者须保持视线接触。

②倾听。当患者回应时，倾听者必须继续听，并借助观察、鼓励和记忆的方式用心倾听。在此步骤中，倾听者需用耳朵和大脑来接收及回应患者所传送出的信息。

③反馈。借助彼此的沟通，倾听者须保持积极且认真的态度，可以用些语气词（如"嗯""对，没错"等）回复及确认患者表达的信息。

（3）倾听技巧。

① 语言技巧。包括及时反馈和正确提问。及时反馈即重复对方的话，鼓励对方继续表达内心想法；整理对方言语和非言语，采用提纲形式反馈给对方。正确提问即使用封闭性询问来澄清事实、获取重点，缩小讨论范围；使用开放性询问让对方就有关问题进行详细阐述。

② 非语言技巧。包括短暂静默、目光接触、肢体动作等。短暂静默即给予患者思考时间；目光接触即真诚地注视对方，但应避免长时间注视；肢体动作即通过面部表情和身体姿势表现出开放交流姿态，必要时应上身前倾，避免交叉胳膊和腿。适当运用握手、拍肩等动作来表示鼓励、安慰、共情等。

4.2.3 精神关怀

4.2.3.1 生命回顾

生命回顾是一种心理、精神干预方法，近年来被广泛应用于安宁疗护领域，以促进终末期肿瘤患者心理和精神健康。干预者引导患者围绕一个或多个生命主题对人生经历进行回顾和评价，重整并剖析人生中经历的未被解决的矛盾，帮助患者发现新的生命意义，唤起其对过往美好情景的回忆。干预者要正确引导患者面对死亡，使其在有意义的探索中重新思考生命真谛。对于有需求的患者，应根据其意愿，选择性地将患者自述内容中的重要人生事件和感悟，结合相对应的文字或图片制作成生命回顾手册。

评估终末期肿瘤患者的病情、认知能力、配合程度、心理状况及需求、生活成长及文化背景，以及对生命回顾干预的接受度和意愿等。生命回顾适用于处于疾病终末期、年龄在18岁以上、意识清楚、无认知功能障碍、能进行沟通且自愿参加的患者。干预者须有安宁疗护相关经验，接受过生命回顾培训，掌握生命回顾技巧，可以是医院的医生、护士、心理治疗师、志愿者等。

（1）实施前准备。

① 地点及环境。治疗地点灵活，可以是患者家、医院或安宁疗护机构等。环境需安静、舒适，要注意保护隐私且不易受打扰。

② 工具准备。包括生命回顾引导性问题提纲、录音设备、纸、笔及纸巾。

③ 流程解释。向患者介绍生命回顾的概念、意义、内容、方法及所需时

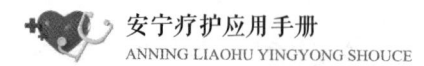

间，提供书面说明，取得患者的同意和配合。向患者提供引导性问题，主要围绕学习、家庭、人际关系、工作、社会支持、疾病、死亡、命运等主题展开。

④资料收集。干预者应收集患者的基本资料，包括性别、年龄、受教育程度、婚姻状况、子女情况、照顾环境、家庭社会支持情况、肿瘤部位、对病情的了解程度等。访谈前需与患者预约时间，根据患者意愿和病情，选择在不干扰其治疗和护理的情况下进行。

（2）实施过程。

访谈包括回顾童年及青少年时期（18岁以前）、成年时期（18岁至肿瘤确诊）及肿瘤经历（肿瘤确诊至现在）三个阶段。干预者根据引导性问题提纲进行访谈，征求患者同意后全程录音。访谈时间一般为30~90分钟，通常进行2~6次，频率为隔天1次或每周1~3次，具体情况根据患者身体状况及谈话意愿决定。访谈结束后，在24~48小时内将录音转录为文本文档并完成编辑，在下次的回顾过程中与患者共同阅读，对内容进行增减或修改，并核实准确性。

（3）记录。

根据患者需要，遵循时效性、保密性、准确性、结构性和目标取向性原则制作生命回顾手册。其中包括患者回答每个问题的关键词及喜欢的照片和图片，采用第一人称叙事的方式记录，尽可能使用患者的文字，保持患者自己的风格。

4.2.3.2 尊严疗法

（1）背景。

尊严疗法是一种适用于终末期肿瘤患者的，以实证为基础、简单易行的个体化精神心理治疗干预方式。该疗法应由受过尊严疗法专业培训的医务人员实施，通过录音访谈的形式为患者提供一个讲述重要人生经历、分享内心感受、传递人生智慧、表达期望祝愿的机会，从而增强患者的尊严感、生命意义感和使命感，减轻患者与精神相关的痛苦，使其有尊严地过人生最后时光。尊严疗法最终把录音访谈转换为一份精心编辑的文本文档，供患者分享给所爱之人，给予家属慰藉。

（2）评估。

评估终末期肿瘤患者的一般情况，如病情、认知能力、配合程度、心理状况和需求及其对尊严疗法的了解程度和接受意愿,据此判断患者是否可以进行尊严疗法。尊严疗法适用于患有威胁生命疾病、处于终末期但意识与认知能力正常、能回答问题的患者。不推荐对身体太虚弱或预计生存期少于2周的患者进行尊严疗法,若患者有强烈参与意向,则需协调治疗计划,在短期内(3天)完成治疗。医生、护士、社会工作者、安宁疗护志愿者等均可以成为尊严疗法治疗师,但须接受相关培训并掌握尊严疗法基本知识和访谈技巧。

(3)实施。

① 实施前准备。正式访谈前,治疗师须与患者及其家属会面,介绍会面目的、尊严疗法的概念及可能益处、实施过程及时间、患者和治疗师分别做什么等,并向其提供尊严疗法问题提纲。治疗师应提前掌握患者姓名、年龄、婚姻状况、教育经历、工作情况、家庭成员信息、病情信息,为患者的尊严疗法访谈构建框架。约定尊严疗法正式访谈的时间、地点,须保证环境安静、舒适、私密。

② 访谈。访谈中,以尊重患者情感与意愿为基础,灵活运用问题提纲引导患者讲述自己认为重要或想记录下来的事情。访谈内容包括以下主题:重要回忆、自我认识、人生角色、个人成就、特定事情、期望梦想、经验之谈、人生建议和其他事务。每次访谈时长根据患者身体和情感状况及表达意愿而定,推荐不超过60分钟,以1~2次访谈为宜;如需2次访谈,间隔时间不宜超过3天。

③ 记录创建传承文档。访谈结束后24小时内将录音转录为文本文档,3天内完成文档初次编辑,并向患者确认模糊信息,核对涉及的人物姓名及其与患者的关系,事件发生的时间、地点等细节信息,确保文档信息的真实性和准确性。访谈后5~8天完成传承文档的修改与图文编辑,并将最终文档提供给患者,供其保存或分享给选定的文档接收人。全程要注意对患者的信息进行保密。

(4)评价。

系统评价显示,进行尊严疗法干预后,患者的尊严水平得以提升,心理痛苦得以缓解,自我感知的个人价值感和意义感增强。推荐使用量表与访谈相结合的方式评价尊严疗法的干预效果。尊严疗法访谈结束后或提供最终版传承文档给患者时为适宜的评价时点。推荐使用患者尊严量表(patient dignity inventory,PDI)、心理痛苦温度计或HADS评价患者的尊严水平及心理痛苦程度。患者的主观反馈尤为重要,可以通过访谈深入了解患者在疗程中的感受及自我感知的个人价值感和意义感的变化。

4.3 日常生活照护与家属参与

在安宁疗护中,日常生活照护与家属参与是两个至关重要的方面,它们共同构成了患者生命最后阶段全面照护的重要组成部分。

4.3.1 日常生活照护

安宁疗护强调为患者提供全方位的日常生活照护,以确保他们在生命的最后阶段能够保持舒适和尊严。

4.3.1.1 环境护理

为患者提供清洁、舒适、安静的环境,保持室内温湿度适宜,满足患者的需求,从而减轻其生理和心理的痛苦。环境布置上,可以摆放一些绿色植物,定时通风,保持空气清新,让患者能在这样的环境中安详地度过生命最后时光。

4.3.1.2 日常照料

协助患者进行日常生活活动,如洗漱、穿衣、进食等。这些看似简单的活动,对于临终患者来说可能变得异常困难,因此专业的照护团队会提供必要的帮助,确保患者的基本生活需求得到满足。

4.3.1.3 症状管理

通过专业的医疗手段,可以控制患者的疼痛和其他不适症状,如恶心、呕吐、呼吸困难等。此外,还可以采用中医适宜技术,如针灸、敷贴、中药外敷包等,帮助患者达到身心的安宁状态。

4.3.1.4 营养支持

营养师会根据患者的营养需求和病情,制订个性化的饮食计划,提供营养咨询和饮食指导,帮助患者维持良好的营养状态。

4.3.2 家属参与

家属在安宁疗护中扮演着不可或缺的角色，他们的参与不仅能为患者提供情感支持，还能帮助自身更好地应对丧亲之痛。

4.3.2.1 情感支持

家属的陪伴和关爱是患者最大的精神支柱。安宁疗护鼓励家属积极参与患者的护理过程，为患者提供情感支持，使患者感受到来自家庭的温暖和关怀。

4.3.2.2 心理支持

面对患者的离世，家属往往承受着巨大的心理压力和悲痛。安宁疗护团队中的心理咨询师会为家属提供心理辅导和支持，帮助他们缓解心理压力，逐渐接受现实。

4.3.2.3 信息沟通

家庭会议是家属参与安宁疗护的重要方式之一。通过家庭会议，医护人员可以向家属详细解释病情、治疗方案及预期效果，同时听取家属的意见和建议，确保照护工作的顺利进行。

4.3.2.4 参与照护

在医护人员的指导下，家属可以参与患者的日常照护工作，如协助患者进行日常生活活动、陪伴患者聊天等。这种参与不仅能让患者感受到家人的关爱，还能帮助家属更好地理解患者的需求和痛苦。

4.3.2.5 居丧期准备

患者离世后，安宁疗护团队还会为家属提供居丧期的准备和哀伤指导服务，帮助他们逐渐走出悲伤，重新回归正常生活。

综上所述，安宁疗护中的日常生活照护与家属参与是相辅相成的两个方面。专业的医疗照护和家属的积极参与，可以为患者提供全方位的照护和支持，让他们在生命的最后阶段能够保持身体舒适和有尊严。同时，也为家属提供了必要的心理支持和指导，帮助他们更好地应对丧亲之痛。

第5章 面对死亡的准备与安排

5.1 生前预嘱

5.1.1 生前预嘱的概念及发展

生前预嘱是患者在仍有决定能力时,事前与家属及医护人员沟通,商讨日后不能自己做决定时的医疗和照护计划。患者可以凭借自己的价值观和意愿选择接受需要的治疗,或在生前预嘱计划中列出拒绝接受哪些维持生命的治疗。生前预嘱虽然是个新概念,但是表达个人的临终意愿,并不是一件新鲜事。

生前预嘱与遗嘱存在一定的区别。遗嘱是一种法律文件,用于安排立遗嘱人去世后的事务,包括遗产分配、债务处理及未成年子女或老人的抚养问题。遗嘱的执行始于立遗嘱人的去世。相对而言,生前预嘱关注的是个体在生命末期的医疗照护意愿。它允许个体提前明确在不可治愈的生命末期,是否采取包括心肺复苏、呼吸机、喂食管等生命支持系统的治疗方式。

患者有自己决定接受或拒绝某项医疗方式的权利,医护人员尊重每一名精神上有能力作出决定的患者,患者可以自己决定接受或者拒绝临床上要进行的治疗,包括维持生命的治疗措施。患者在作出决定时,要对相关的医学信息有充分的掌握,才能作出最合乎自己思想的照护决定。

在美国,广泛使用的生前预嘱文本《五个愿望》由律师、牧师基姆·托维在20世纪80年代创建。这份文件以问答形式和简明易懂的特点,使得即使没有法律或医学背景的人也能轻松表达自己的意愿。

1976年,美国加利福尼亚州通过《自然死亡法案》,成为全球首个允许根据生前预嘱决定是否使用生命支持系统的地区。这一法案的通过为生前预嘱提供了法律基础,并迅速被美国的其他州和其他国家仿效。如今,《五个愿望》

已被翻译成20种语言，在全球范围内被广泛使用。

2006年，北京生前预嘱推广协会推出了中国第一份生前预嘱文本样式，名为《我的五个愿望》。这份文本在保留了《五个愿望》易于理解和表达意愿的基础上，结合中国法律、临床医学和心理学专家的建议，形成了适合我国居民使用的版本。2013年，北京生前预嘱推广协会正式成立，进一步推广《我的五个愿望》文本。2017年，一个女士通过公开信的形式表达了她的生前预嘱意愿，这一事件引起了社会对生前预嘱的广泛关注。

2022年7月，深圳市第七届人大常委会第十次会议表决通过了《深圳经济特区医疗条例》修订稿，其中第七十八条明确提及生前预嘱制度，标志着深圳是中国首个将生前预嘱以立法形式确立的地区。该条例自2023年1月1日起正式施行，为生前预嘱在中国的推广和实施提供了法律保障。

5.1.2 做生前预嘱的目标

做生前预嘱的目标如下：① 增加自己和家人对晚期照顾的理解；② 趁自己清醒时早做安排；③ 能够满足自己的照顾需要；④ 减少临终痛苦；⑤ 及早沟通，可以让家人比较容易接受并执行自己的意愿；⑥ 减少家人面对死亡时的困难和压力。

如果想在晚期照顾时实现以上目标，需要早做准备，跟家人及医生共同商讨，让他们明白自己的意愿。

5.1.3 做生前预嘱的时机

做生前预嘱的时机如下：① 病人身体功能及活动能力明显减退，或因此要长期住院；② 疾病已经为病人带来相当多的困扰，如由身体及心理症状导致沟通困难；③ 疾病明显进入后期，如入院次数频繁、反复急性发作次数增加，或经历严重的急性发作，导致病重或病危；④ 医护人员认为针对该疾病的治疗已经无效，治疗方向由根治疾病转为对症支持治疗为主。

5.1.4 做生前预嘱的步骤

做生前预嘱的步骤如下：① 患者清楚将来因健康情况，有可能需要接受的治疗和照顾；② 表明个人对将来治疗和照顾的意愿；③ 与家人和医护人员沟通，以达成一致；④签订生前预嘱计划并妥善保存；⑤定期回顾及更新。

5.1.5 《我的五个愿望》

5.1.5.1 什么是《我的五个愿望》

《我的五个愿望》是生前预嘱的一种具体形式，由北京生前预嘱推广协会推出。它是一份容易填写的表格式文件。当患者因为伤病或年老无法对自己的医疗问题作决定的时候，它能帮患者明确表达一些重要的医疗意见。譬如在什么情况下要或不要哪种医疗服务，是否使用生命支持治疗，等等。如果患者希望使用，可以通过登录生前预嘱推广协会网站（www.lwpa.org.cn），按照指引进行线上注册《我的五个愿望》电子文本。完成注册后，填写信息的电子邮箱将在第一时间收到注册成功的确认通知。

5.1.5.2 《我的五个愿望》具体内容

《我的五个愿望》包括我要或不要什么医疗服务、我希望使用或不使用生命支持治疗、我希望别人怎样对待我、我想让我的家人和朋友知道什么、我希望谁帮助我五个方面的内容。具体如下。

（1）第一个愿望：我要或不要什么医疗服务。

我知道我的生命宝贵，所以希望在任何时候都能保持尊严。

当我不能为自己的医疗问题作决定时，我希望以下这些愿望得到尊重和实行。（请勾选，可复选。）

☐ 1. 我不要疼痛。希望医生按照世界卫生组织的有关指引给我足够的药物解除或减轻我的疼痛，即使这会影响我的神智让我处在蒙眬或睡眠状态。

☐ 2. 我不要任何形式的痛苦，如呕吐、痉挛、抽搐、谵妄、恐惧或者有幻觉等，希望医生和护士尽力帮助我保持舒适。

☐ 3. 我不要任何增加痛苦的治疗和检查（如放疗、化疗、手术探查等），即使医生和护士认为这可能对明确诊断和改善症状有好处。

☐ 4. 我希望在被治疗和护理时个人隐私得到充分保护。

☐ 5. 我希望所有时间里身体保持洁净无气味。

☐ 6. 我希望定期给我剪指甲、理发、剃须和刷牙。

□ 7. 我希望我的床保持干爽洁净，如果它被污染了，请尽可能快速更换。

□ 8. 我希望给我的食物和饮水总是干净和温暖的。

□ 9. 我希望在有人需要和法律允许的情况下捐赠我的有用器官和组织。

如以上内容不能表达您愿望的全部，请在以下横线处用文字补充或进一步说明；如果没有，可空着不填。

_____

_____

_____

_____

（2）第二个愿望：我希望使用或不使用生命支持治疗。

我知道生命支持治疗有时是维持我存活的唯一手段，但当我的存活毫无质量，生命支持治疗只能延长我的死亡过程时，我要谨慎考虑我是否使用它。

注意：当我要求不使用生命支持治疗时，它只包括（请勾选，可复选）：

□ 1. 放弃心肺复苏术。

□ 2. 放弃使用呼吸机。

□ 3. 放弃使用喂食管。

□ 4. 放弃输血。

□ 5. 放弃使用昂贵抗生素。

以下是在三种具体情况下我对要或不要生命支持治疗（我已经在上面规范了它的范围）的选择。

① 生命末期。如果我的医生和另一位医疗专家都判定我已经进入生命末期（生命末期是指因病或因伤造成的，按合理的医学判断不管使用何种医疗措施，死亡来临时间不会超过六个月的情况），而生命支持治疗的作用只是推迟我死亡的时间。（请勾选，不可复选。）

□ 1. 我要生命支持治疗。

□ 2. 我不要生命支持治疗，如果它已经开始，我要求停止它。

□ 3. 如果医生相信生命支持治疗能缓解我的痛苦，我要它。但要求我的医生在认为对我已经没有缓解痛苦作用的时候停用它。

②不可逆转的昏迷状态。

如果我的医生和另一位医疗专家都判定我已经昏迷且按合理的医学判断没有改善或恢复的可能,而生命支持治疗的作用只是推迟我死亡的时间。(请勾选,不可复选。)

□ 1. 我要生命支持治疗。

□ 2. 我不要生命支持治疗,如果它已经开始,我要求停止它。

□ 3. 如果医生相信生命支持治疗能缓解我的痛苦,我要它。但要求我的医生在认为对我已经没有缓解痛苦的作用时停用它。

③持续植物状态。

如果我的医生和另一位医疗专家都判定我由于永久严重的脑损害而处于持续植物状态,且按合理的医学判断没有改善或恢复的可能,而生命支持治疗的作用只是推迟我的死亡时间。(请勾选,不可复选。)

□ 1. 我要生命支持治疗。

□ 2. 我不要生命支持治疗。如果它已经开始,我要求停止它。

□ 3. 如果医生相信生命支持治疗能缓解我的痛苦,我要它。但要求我的医生在认为对我已经没有缓解痛苦的作用时停用它。

如以上内容不能表达您愿望的全部,请在以下横线处用文字补充或进一步说明;如果没有,可空着不填。

_____

_____

_____

_____

(3) 第三个愿望:我希望别人怎样对待我。

我理解我的家人、医生、朋友和其他相关人士可能由于某些原因不能完全实现我写在这里的愿望,但我希望他们至少知道这些有关精神和情感的愿望对我来说也很重要。(请勾选,可复选。)

□ 1. 我希望当我在疾病或年老的情况下对我周围的人表示恶意、伤害或作出任何不雅行为的时候被他们原谅。

□ 2. 我希望尽可能有人陪伴,尽管我可能看不见、听不见也不能感受到任何接触。

☐ 3. 我希望有我喜欢的图画或照片挂在病房接近我床的地方。

☐ 4. 我希望尽可能多地接受志愿者服务。

☐ 5. 我希望任何时候都不被志愿者打扰。

☐ 6. 我希望尽可能在家里去世。

☐ 7. 我希望临终时有我喜欢的音乐陪伴。

☐ 8. 我希望临终时有人和我在一起。

☐ 9. 我希望临终时有我指定的宗教仪式。

☐ 10. 我希望在任何时候不要为我举行任何宗教仪式。

如以上内容不能表达您愿望的全部，请在以下横线处用文字补充或进一步说明；如果没有，可空着不填。

_____
_____
_____
_____

（4）第四个愿望：我想让我的家人和朋友知道什么。

请家人和朋友平静对待我的死亡，因为这是每个人都必须经历的生命过程和自然规律。你们这样做可使我最后的日子变得有意义。（请勾选，可复选。）

☐ 1. 我希望我的家人和朋友知道我对他们的关切至死不渝。

☐ 2. 我希望我的家人和朋友在我死后能尽快恢复正常生活。

☐ 3. 我希望丧事从简。

☐ 4. 我希望不开追悼会。

☐ 5. 我希望我的追悼会只通知家人和好友（可在下面写出他们的名字）。

如以上内容不能表达您愿望的全部，请在以下横线处用文字补充或进一步说明；如果没有，可空着不填。

_____
_____
_____
_____

(5) 第五个愿望：我希望谁帮助我。

我理解我在这份文件中表达的愿望暂时没有现行法律保护它们的必然实现，但我还是希望更多人在理解和尊重的前提下帮我实现它们。我以我生命的名义感谢所有帮助我的人。

我还要在下面选出至少一个在我不能为自己作决定的时候帮助我的人。之所以这样做，是我要在他/她或他们的见证下签署这份《我的五个愿望》，以证明我的郑重和真诚。（建议选择至少一位非常了解和关心您，能作出比较困难决定的成年亲属做能帮助您的人。关系良好的配偶或直系亲属通常是合适人选，因为他们最合适站在您的立场上表达意见并能获得医务人员的认可和配合。如果能同时选出两个这样的人当然更好。他们应该离您不太远，这样当您需要他们的时候他们能在场。无论您选择谁做能帮助您的人，请确认您和他们充分谈论了您的愿望，而他/她尊重并同意履行它们。）

我在由我选定的能帮助我的人的见证下签署这份文件。我申明，在这份表格中表达的愿望只有在我的主治医生判断我无法再作医疗决定且另一位医学专家也认为这是事实时，才能被由我选定的能帮助我的人引用。

如果本文件中的某些愿望确实无法实现，我希望其他愿望仍然能不受影响地执行。

① 见证人。

被我选定的能帮助我并做见证的两个人是：

见证人1姓名：_____　　与我的关系：_____

电话：_____　　　　　　地址：_____

见证人2姓名：_____　　与我的关系：_____

电话：_____　　　　　　地址：_____

签署人确认签字：_____　日期：_____

② 被选定的见证人声明。

见证人1：本人兹声明该签署生前预嘱之人（以下称签署人）与本人充分讨论过这份文件中的所有内容，并于本人在场时签署并同意这份《我的五个愿望》。

签署人神志清楚，未受到胁迫、欺骗或其他不当影响，特此证明。

见证人1签名：_____　　　　日期：_____

第5章 面对死亡的准备与安排

见证人2：本人兹声明该签署生前预嘱之人（以下称签署人）与本人充分讨论过这份文件中的所有内容，并于本人在场时签署并同意这份《我的五个愿望》。

签署人神志清楚，未受到胁迫、欺骗或其他不当影响，特此证明。

见证人2签名：_____　　　　　　　日期：_____

《我的五个愿望》的使用须知如下：

第一，这份经过您慎重考虑、和家人朋友充分讨论后达成共识，并经您和您选定的见证人签署后的《我的五个愿望》文件，作为您个性化的生前预嘱正本原件，请您和家人妥善保存。

第二，请您或帮助您的人登录"选择与尊严"网站，将此文件内容上传至网站注册中心数据库，保存您的生前预嘱电子文本，请牢记并保存好您的用户密码，您和经您允许的人可通过密码查阅。

第三，如果您以后改变主意，可以随时去网站修改您的生前预嘱文件。不过您要记得每次修改完后，要重新下载打印，您和被您选定的见证人要重新签署文件形成新的生前预嘱正本原件，并请及时销毁您原先签署的旧文件。

第四，无论怎样修改，请务必保证最新的正本原件与"选择与尊严"网站数据库中的电子文本表述一致，并且是您真实意图的表达。请使用手工签署正本、网上注册、密码查询等多种方式来保护您的权益完整统一。

第五，如果您住进医院、养老院或退休者社区，将您已经签署《我的五个愿望》之事，尽可能详细地告诉您家人、医生、朋友和其他相关人士，必要时将原件的复印件给他们看，或请他们上网查阅电子文本，并建议医生把正本原件的复印件保存在您的医疗档案中。

第六，您自行承担因使用不当、原件丢失、没有更新备份引起的后果。再次提醒您：请保存好这份签署好的生前预嘱正本原件和登录网站的用户密码信息。

签署人签字：_____　　　　身份证号码：_____

电话：_____　　　　　　　　地址：_____

签署日期：_____

5.1.5.3 《我的五个愿望》的意义

填写《我的五个愿望》,是对生命尽头的重要事项预先作出安排,能使患者在最后时刻保持更多尊严。虽然按照中国现行法律,这些愿望并不能保证百分之百被执行,但明确说出这些愿望是患者的神圣权利。会有更多人由于患者明确地表达过这些愿望而能够有效地帮助他。

由于问题都经过事先讨论,因此即使当患者因伤病严重到不能为自己的医疗问题作决定时,其家人也能通过这份文件明确知道患者要或不要什么。这使他们在困难的时候能为患者作出符合其本人愿望的正确选择。

5.1.5.4 填写《我的五个愿望》前应明确的事项

(1)请务必仔细阅读。如对其中陈述或术语不甚清楚,请弄清楚后再填。

(2)您在这份表格中表达的愿望只有在您的主治医生判断您无法再为自己作医疗决定且另一位医学专家也认为这是事实时才被引用。

(3)无论您如何选择都是"对"的,没人能在伦理道德上批评您。

(4)如您改变主意,文件中所有已填写的内容可随时修改和撤销。

(5)填写和使用这份文件是您本人意愿。

(6)填写和履行这份文件与"安乐死"无关。

(7)填写和履行这份文件不违反中华人民共和国现行法律。

(8)填写和使用这份文件免费。

5.2 死亡教育

死亡教育主要是通过教育和引导,帮助人们正确地认识和理解死亡,消除对死亡的恐惧和误解,在安宁疗护中占据着举足轻重的地位。它旨在让人们明白,死亡是生命的一部分,是每个人都需要面对的现实。通过死亡教育,人们可以学会如何以平和、理智的态度面对死亡,从而更好地处理与死亡相关的事务。

在安宁疗护工作中,面向患者及其家属开展死亡教育主要有四个目的,即帮助患者了解真实病情与自己的处境、表达对患者的支持、帮助患者与死亡和解、安慰患者家属。

5.2.1 生死教育的意义

5.2.1.1 生死教育能够减轻患者的恐惧

恐惧死亡是人的天性。卢梭说过:"谁要是自称面对死亡无所畏惧,他便是撒谎。人皆怕死,这是有感觉的生物的重要规律,没有这个规律,整个人类很快就要毁灭。"因此,人们对死亡的恐惧其实是人的求生欲使然,或者说,人们对死亡的恐惧与求生欲根本上就是一回事。但是对于临终者来说,对死亡的恐惧常常会让人发疯,由此会严重影响其生活质量。然而,死亡是一道每个人都必须要跨越的门。生死教育正是要帮助患者转变对死亡的认知,视死亡为人类生命的必要组成部分及人类生命转化的一个自然过程,从而使患者减轻恐惧,提高生命质量。

5.2.1.2 生死教育能够帮助患者家庭增加面对丧亲的勇气

面对一个即将逝去的家庭成员,人们常常内心忧伤不已。将来如何适应没有这个亲人的世界,对他们会构成一个挑战。生死教育不仅要帮助患者转变对死亡的认知,也要帮助患者家属转变对死亡的认知,为其提供心理支持,从而使其能够更好地应对亲人的离世,增加面对丧亲的勇气。

5.2.1.3 生死教育对医护人员具有重要意义

生死教育对医护人员的意义主要体现在两个方面。第一,促进自身的成长。为别人进行生死教育,自己常常是第一受益者。因此,医护人员为患者及其家属进行生死教育,也会促进自身生死素养的提升和自己人格与心灵的成长。第二,改善医患关系。从根本上来说,生死教育是一种灵性的关怀,是一种心灵的靠近,是"以生命影响生命、以生命引领生命、以生命感动生命"的生命教育,即所谓生死学取向的生命教育。研究结果表明,家属将患者死亡原因归于医护人员是发生医患冲突的重要原因之一。家属之所以会将患者死亡原因归于医护人员,很可能是因为其不能接纳死亡,没有把死亡视为生命的必要组成部分。

5.2.1.4 生死教育有助于安宁疗护工作者建立良好的生死观

只有具备良好的生死观,才能解决个人的生死困惑,才能进行良好的自我调适。研究结果表明,医务工作者在照顾癌症患者时存在较重的负担(包括护理工作繁重、对死亡的恐惧、面临与患者沟通的压力等)。对死亡的态度也会影响医务人员开展临终照护的意愿与行为。安宁疗护工作者就像心理咨询师一样,需要定期释放在工作中积累的不良情绪和心理压力,需要进行心理和精神上的自我调整。没有良好的生死素养,就难以进行良好的自我调适。安宁疗护工作者只有具备良好的生死观,才能有效地帮助他人面对生死。对终末期患者来说,解除躯体的痛苦固然重要,但是解除面对死亡的恐惧、获得充分的心理支持,以及满足个人的灵性需求更加重要。因为这些需求涉及生活的意义与生命的尊严,构成生命是否值得继续下去的理由。安宁疗护工作者要在解除患者躯体痛苦的基础上,满足患者的上述需求。这就要求其具备良好的生死观。只有先完善自己,才能有条件去帮助他人。

5.2.2 安宁疗护工作者应具备的生死观

安宁疗护工作者需要具备以下七种生死观。

5.2.2.1 接纳死亡、生死自然的生死观

安宁疗护工作者能够接纳死亡,把死亡看作生命转变的自然过程,才不会产生帮助终末期患者战胜死亡的妄念,才能真诚地把帮助患者了生脱死视为一种慈悲行为,才能帮助疾病终末期患者实现"道谢、道歉、道爱、道别"的"四道人生"。

5.2.2.2 面对患者的困难处境能共情共感的同理心

安宁疗护工作者应该具备与患者同情共感的能力,最大限度地去感知、体会患者的心理与情感,要尽力避免图姆斯在《病患的意义》中所抱怨的那种情形:"医生,你只是在观察,而我却是在体验!"唯有如此,才能理解患者的各种需求,才能对患者的要求作出合理、恰当的回应,真正帮到患者。

5.2.2.3 突破各种障碍,与患者顺畅交流的沟通能力

在安宁疗护工作中,医患沟通比在一般医患关系中更重要。这是因为临终患者及其家属的心理都比较脆弱和敏感,医护人员的每一句话都可能产生"说者无心,听者有意"的效果。与终末期患者的沟通会比与一般患者的沟通面临更多障碍,比如交流敏感信息(病情)的障碍、语言选择的障碍等。如果与患者的交流不顺畅,患者在生命末期的需求就很难得到满足。

5.2.2.4 懂得如何传递坏消息

坏消息就是指那些能对人们产生强烈恶性刺激的信息,比如身患绝症,或者疾病恶化而将不久于人世,又或者某家庭成员出现意外等信息。对于身怀悲悯之心的人来说,传递坏消息是一件令人痛苦的事情。怎样尽量减轻坏消息对患者及其家属的心理造成的负面影响,是一件值得细细斟酌的事情,也是体现安宁疗护工作者生死素养的事情。

5.2.2.5 理解疾病晚期患者的心理变化,有能力提供心理支持

在安宁疗护工作中,悲伤辅导是一项极为关键的心理支持服务。当亲人不幸离世时,家属们往往会陷入深深的悲痛之中。对于那些在亲人离世前经历了较长时间的病患照护过程的家属来说,情况可能会稍好一些。因为在长期的照护过程中,他们有更多的时间去面对和思考亲人的病情,对离别这一最终结果可能会有一定的心理准备。然而,即便如此,仍然需要持续的心理关怀和专业的支持来帮助他们度过这段艰难的时期。相比之下,那些亲人突然离世的家属,尤其是失去孩子的父母,他们的悲痛往往会更加剧烈和难以承受。失去孩子是人生中极为痛苦的经历之一,这种痛苦是难以用言语来形容的。因此,这些父母更需要我们给予特别的照顾和关注。他们需要一个安全、温暖的环境来表达自己的悲痛,需要专业的人员来倾听他们的心声,帮助他们找到应对悲痛的方法。所以,具备专业的悲伤辅导能力,对于每一名安宁疗护人员来说,都是一项极为重要的技能。这不仅能够帮助家属更好地应对失去亲人的痛苦,也能够让安宁疗护工作更加完善和人性化。

5.2.2.6 为丧亲者提供悲伤辅导的能力

悲伤辅导是安宁疗护工作的重要组成部分。丧亲者虽然在患者患病期间经历了长时间的预期性悲伤,相对来说会比那些突然丧亲者更容易缓解悲伤,但是仍然有不少丧亲者的悲伤情绪需要得到来自外界的抚慰与支持,尤其是那些失去了子女的父母。悲伤辅导应该成为安宁疗护工作者的必备能力。

5.2.2.7 调整自我、宣泄心理、舒缓压力的能力

安宁疗护工作任务繁重,会严重消耗工作人员的精力、情感与精神能量。同时,长期接受患者及其家属的抱怨、倾诉甚至哭泣,会让其出现精力、情感与精神枯竭的现象。事实上,这是职业枯竭的一种表现,是工作任务重、压力大造成的。除了团队成员之间互相进行心理抚慰与情感支持,安宁疗护工作者也应该具备调整自我、宣泄心理、舒缓压力的能力,以使自己不被压垮,并保持自己各方面的健康状态。

以上生死观都需要安宁疗护工作者不断接受相关专业培训,并通过自我锻炼与实践不断获得积累。这一过程中,安宁疗护工作者自己也会获得成长。

5.2.3 在安宁疗护中进行生死教育的方式

要在安宁疗护工作中做好生死教育,首先需要克服一些障碍。在此基础上,要掌握坏消息告知的技巧,还要掌握正视生死教育的技能。

5.2.3.1 克服安宁疗护工作中生死教育的障碍

在安宁疗护工作中,生死教育至少面临三个方面的障碍,即文化的障碍、心理的障碍、医患关系的障碍。

所谓文化的障碍,是指传统文化中对死亡的忌讳会阻碍安宁疗护工作者与患者就死亡话题进行沟通交流。在传统文化中,死亡被视为不吉利的事情,人们不愿意谈论死亡,死亡甚至被污名化。在这样的文化观念下,与患者谈论死亡也常常被视为一种不吉利的事情,人们唯恐谈生论死会给患者带来厄运。

所谓心理的障碍,是指安宁疗护工作者对与患者谈论死亡这件事会在心理上感到不适,因而不敢或者不愿与患者就死亡话题展开交流,即"与人谈死,

怯于启齿"。一方面，这可能与忌讳死亡的文化基因有关；另一方面，则与他们对医护人员的身份认同和职责理解有关。此外，他们也会担心与患者谈论死亡会给其带来不良的心理影响。

所谓医患关系的障碍，是指中国的家庭主义文化会使得患者家属被动处于医护人员与患者之间。一切与患者进行沟通的信息常常需要受到患者家属的审查。对于大多数秉持传统死亡文化观念的患者家属来说，他们很难同意医护人员就死亡话题与患者进行沟通的请求。

当然，上述障碍是可以克服的，但会有一个比较困难的过程，它常常与生死教育在社会上的普及程度、安宁疗护工作者的生死素养和沟通能力与技巧、患者及其家属的心理开放程度等因素密切相关。

5.2.3.2 是否告知坏消息及告知技巧

安宁疗护工作者很难避免是否向患者家属告知诸如"病情又恶化了"之类坏消息的难题。当然坏消息也包括诸如"你患的是癌症"之类的信息。

从医学伦理角度来说，由于患者有知情权，因此告知病情信息是医生的责任。但是在中国的家庭主义文化背景下，人们常常把知情权理解为家属的知情权而不是患者的知情权。然而，在是否应该告知患者坏消息这个问题上，李治中博士发现，立场的不同常常让人们观点相左。在亲人得病时，74%的被调查者选择向亲人隐瞒所有或者部分病情，只有26%的被调查者选择告诉患者所有信息。而当换成是自己生病了，高达85%的人都希望能知道所有信息，自己的身体自己做主。一旦变换立场，被调查者会立刻改变看法。由此可见，隐瞒真相，真正获益的并非患者，而是家属。但是，对于是否告知坏消息，最需要关注的却不是家属，而应该是患者。因此，结论不言自明：对绝大多数患者来说，应该告知坏消息。曾铁英等人的研究也给出了类似的结论：79.5%的癌症患者认为将真实病情完全告知自己利大于弊，说明大部分癌症患者对告知真实病情持肯定态度。

告知坏消息虽然必要，但并不意味着必须直言相告。告知的策略也是非常重要的。目前国外癌症病情告知模式主要有欧美国家的SPIKES模式和日本的SHARE模式。SPIKES模式的每个字母分别代表该模式的一个步骤：S（setting up），设定沟通场景；P（patient's perception），评估患者认知；I（patient's invitation），获得患者许可；K（knowledge），医学专业信息告知；E（exploring/empathy），稳定患者情绪；S（strategy/summary），策略与总结。SHARE模式则是由日本心理肿瘤医学学会设计的，它包含四个要素：①支持的环境（supportive environment），类似SPIKES模型中的"设定"，增加了"建议家属一同在场"的内容，顺应了东方文化；②如何告知坏消息（how to deliver the bad news），要求采用患者能够听懂的方式告知，避免反复使用"癌症"字眼；③提供额外信息（additional information），尽量提供患者希望了解的信息，包括今后的治疗方案、疾病对患者日常生活的影响等；④提供保证及情绪支持（reassurance and emotional support），表现出真诚温暖的态度，鼓励患者及其家属表达情绪，维持患者的求生意志。这种告知模式比较符合中国人的文化观念，在中国应用较多，其中有许多细节值得学习和深入探讨。可以说，坏消息的告知过程本身就是一种生死教育的艺术。

5.2.3.3 对患者及其家属的生死教育

在安宁疗护工作中，生死教育可以有多种形式，其中最受重视的有以下四种形式。

（1）倾听。

无论是患者还是家属，他们对自己的遭遇通常都有很多的不解与抱怨。有的患者甚至相当崩溃，无法理解自己为什么如此不幸。他们需要找到一个宣泄情绪的出口。这种情绪的宣泄会在相当程度上平复他们的情绪，甚至能帮助他们与死亡和解。因此，安宁疗护工作者耐心地倾听他们的抱怨与诉说，对患者及其家属来说都是一种很好的教育与治疗。倾听的关键是付出专注和耐心，让患者感受到你是在真正关心他的遭遇，从而让患者获得被支持的感觉。只要患者不提要求，安宁疗护工作者就可以对患者的倾诉不作任何评论。

（2）座谈会。

座谈会是在一个主持人的组织下，与跟某一话题相关的人坐在一起理性交流的一种形式。由于座谈会具有多向信息沟通的特点，因此特别适合答疑释惑。座谈会可以用来与患者及其家属就病情、预后、治疗方案、心理支持、生死议题等内容进行深入交流，帮助患者及其家属消除疑问。采用座谈会的形式开展生死教育，一方面可以使安宁疗护工作者深入了解患者的情绪、疑虑、生死观等个人信息,便于进一步开展有针对性的生死教育工作;另一方面可以增进患者对生死议题的深度理解,从而使患者增进对自己的接纳。

(3) 工作坊。

工作坊强调对话沟通、共同思考、相互交流、凝聚共识。其在形式上要求多向互动、轻松有趣。与座谈会相比,工作坊特别强调氛围和参与的作用。在工作坊中,每一个参与者都会被主持人带入其设定的情境,并全身心投入其中,由此会受到主持人、参与者的影响,并在工作坊所特有的场域氛围下经历心灵、情感、意志、体验等的洗礼,从而让自己产生工作坊所预设的变化。采用工作坊的形式进行生死教育,可以增强患者的参与感,并让患者在工作坊的场域氛围下获得被支持的感觉、共命运的体验,从而摆脱孤独、无助的负面感觉。

(4) 尊严疗法。

尊严疗法的理念是由加拿大曼尼托巴姑息治疗研究中心主任哈维·麦斯·乔奇诺教授于2002年提出的,它是一种针对临终患者的个体化、简短的新型心理干预方法。这一方法通过访谈形式,让患者讲述自己的生命故事,从而帮助患者回忆生命中的闪光点。安宁疗护工作者会将患者的生命故事以文档的形式逐字记录,并返给患者以做修正。最终,文档将被患者及其家属保存,并留作纪念。尊严疗法旨在减轻患者的精神和心理负担,从而提高患者生活质量,增强其尊严感。

5.2.4 安宁疗护中的生死教育资源

5.2.4.1 人力资源

在安宁疗护工作中,生死教育应该主要由医护人员来做。这是因为医护人员作为专业人员,在患者及其家属心目中更有权威性,他们的临床经验、专业资历、专家身份使其对患者及其家属具有无可替代的影响力,因此,医护人员应该是生死教育的主力军,他们的一言一行对患者及其家属都有很强的说服力。他们推荐的照护方案、传递的照护理念和生死观念更容易被患者及其家属接受。当然这并不意味着安宁疗护团队中的其他人员就不能做生死教育工作。志愿者、社会工作者也可以做一些生死教育工作,如陪伴与聆听、对患者做叙

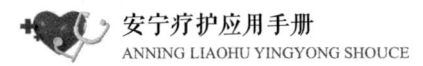

事访谈等,也能在一定程度上改善患者的情绪与精神状态,从而提高其生活质量。

5.2.4.2 文化资源

针对患者的生死教育内容有哪些呢?对于多数深受中国传统文化影响的中国人来说,中华优秀传统文化仍然是最主要的文化资源。特别值得注意的是,不应忽略中国民间文化的影响,对生死教育资源的态度应该是开放和包容的。例如,如果一名患者在病房里放置某种可以令他心安的物品,那么不妨随他去做。只要无害于他人和社会,又能让患者感受到精神安慰和心理舒适的话,就不应去阻止。

5.2.4.3 学术资源

有许多学术资源都可以服务于安宁疗护中的生死教育。例如,医学、哲学知识可以帮助患者认识死亡的必然性,实现与死亡和解;生死学知识可以帮助患者了解死亡的真实情形,解除生死困惑;心理学知识能帮助医护人员理解患者的心理发展过程,做好心理支持;社会学、人文医学知识可以帮助患者实现"四道人生";医患沟通学知识可以帮助医护人员消除沟通障碍,实现与患者的顺畅交流;等等。

5.2.4.4 社会资源

安宁疗护还可以引进和利用一些社会资源来对患者进行生死教育。典型的社会资源包括殡仪馆、墓园、死亡体验馆等。在高校生死教育中,带学生走进殡仪馆、墓园、死亡体验馆等已日渐成为一种常见的教育形式。在安宁疗护的生死教育中,这些活动也可以在经过评估后有针对性地进行。此外,生死学专家、学者及有影响力的公众人物也都是很好的社会资源,请他们作报告、开设工作坊、主持座谈会等,都是很好的生死教育形式。

安宁疗护中的生死教育非常重要,因为它是提升患者生命质量,帮助患者接纳自己、接纳死亡的重要方式。安宁疗护工作者自身应具备良好的生死素养,以适应安宁疗护工作的需要。医护人员应该做好坏消息的告知,要突破障碍,学会与患者顺畅交流,采取合适的方式,向患者及其家属做好生死教育工作。安宁疗护工作者要善于利用各种资源，包括人力资源、文化资源、学术资源、社会资源，应该采用多种行之有效的方式，面向患者及其家属开展多元化的生死教育工作。

5.3 告别仪式与后事安排

告别仪式与后事安排在安宁疗护中扮演着重要的角色，它们不仅是对逝者的一种尊重和纪念，也是对生者情感的一种疏导和安慰。

5.3.1 告别仪式

告别仪式是患者在生命终结前，与亲朋好友进行最后告别的一种仪式。这种仪式可以在医院、家中或其他对患者有意义的地方进行。在仪式中，亲朋好友可以分享与患者一起的回忆、表达对患者的爱和感激之情，同时让患者感受到家人和朋友的陪伴和支持。告别仪式有助于患者及其家属释放情感，减轻悲伤和焦虑。

5.3.2 后事安排

后事安排是指对患者去世后的事务进行规划和处理，包括选择葬礼方式、处理遗体、安排墓地等。后事安排需要尊重患者的意愿和家属的意见，同时要考虑到文化和宗教等因素。合理的后事安排可以让逝者得到安息，也可以让生者得到心灵的慰藉和安抚。

5.3.3 告别仪式与后事安排的意义

5.3.3.1 尊重逝者

通过告别仪式和后事安排，可以表达对逝者的尊重和感激之情，让逝者得到应有的荣耀和纪念。

5.3.3.2 疏导情感

告别仪式和后事安排能为逝者的家属和亲朋好友提供一个释放情感、表达哀思的平台，有助于减轻他们的悲伤和焦虑。

5.3.3.3 传承文化

在不同的文化和宗教背景下,告别仪式和后事安排具有不同的意义和形式。这些仪式和安排有助于传承和弘扬传统文化和价值观。

5.3.3.4 促进团结

在面对失去亲人的悲痛时,告别仪式和后事安排可以成为逝者的家庭成员及亲朋好友团结一心、互相支持的契机。

可见,在安宁疗护中,应该重视告别仪式与后事安排的规划和执行。医疗团队应该与患者及其家属充分沟通,了解他们的需求和意愿,协助他们制定个性化的告别仪式和后事安排方案。同时,应该提供必要的心理支持和安慰,帮助家属和亲朋好友渡过难关,重新面对生活的挑战。

5.4 遗体护理

遗体护理是指患者死亡后,对其遗体进行一系列的护理程序,涉及逝者、家庭、医院,以及心理学、社会学等多方面的问题。遗体护理是提高安宁疗护质量的重要因素,是终末期肿瘤患者安宁疗护的必要环节。良好的遗体护理既是对离世者的同情和尊重,也是对其家属的支持和心理慰藉。

5.4.1 评估

护理团队评估家属对遗体护理的意愿及需求,明确逝者是否需要遗体捐献。评估遗体的一般状况(面容、清洁程度、有无伤口、有无引流管等)、诊断、治疗、抢救过程、死亡时间、死亡原因及逝者是否有传染病。评估家属情绪及合作程度,了解逝者及其家属的文化背景。

5.4.2 实施

患者死亡后,护理团队接到医生开具的死亡诊断书并进行全面的评估后进行遗体护理。

5.4.2.1 实施前准备

（1）应衣帽整洁，修剪指甲、洗手、戴口罩、戴手套，必要时备隔离衣、医用圆帽及消毒液等。

（2）准备血管钳、剪刀、棉签、绷带、棉球、弯盘、梳子、尸袋或尸单、衣裤、鞋、袜、擦洗用具、酒精、屏风、手消毒液、别针、尸体鉴别卡、生活垃圾桶、医用垃圾桶。有伤口者备换药用物。

（3）环境安静、肃穆，关好门窗，必要时使用屏风遮挡。

（4）礼貌称呼并真诚问候逝者家属。

（5）再次核对医嘱及死亡通知单，核对用物及逝者身份。

5.4.2.2 实施过程

（1）管道处理。若无特殊情况，征得家属同意后，撤去各种医疗仪器、吸氧管、输液管、引流管、胃管、导尿管等治疗用物。

（2）填塞腔道。用血管钳将棉球填塞于鼻腔、口腔、耳道、肛门、阴道等腔道口，以免腔道流出液体。注意不要让棉球外露。

（3）遗体清洁。放平床头，使遗体仰卧，头下垫软枕。清洁面部，为逝者梳理头发。闭合口、眼，维持遗体外观，避免面部变形。用屏风遮挡，脱去逝者衣裤，擦净全身，用松节油或酒精擦净胶布痕迹。按逝者生前遗愿或家属的要求穿好衣物。双臂放于身体两侧，用大单遮盖遗体。

（4）遗体辨识。将第一张识别卡系在遗体右手腕部，把遗体放进尸袋里或用尸单包裹，须用绷带在胸部、腰部、踝部固定牢固。将第二张识别卡缚在胸前尸袋或尸单上。由太平间工作人员将遗体送至太平间，置于停尸屉内。将第三张识别卡放在停尸屉外的卡槽内。

（5）遗物管理。清点逝者遗物，交给家属；若家属不在，应由两人清理后，列出清单交给护士长代为保管，后转交家属。

5.4.2.3 注意事项

如需要捐赠遗体，则要遵循相应的捐赠流程：患者死亡后立即通知当地红十字会工作人员，由工作人员来到医疗单位或家中进行登记。

传染病患者的遗体应使用消毒液擦洗，并用被消毒液浸泡的棉球填塞各腔道，用尸单包裹遗体后装入防渗漏尸袋中，并粘贴传染标识。根据文化背景，邀请家属共同进行遗体护理或请家属暂离病房。

5.4.2.4　终末期肿瘤患者的遗体护理

终末期肿瘤患者的遗体护理应秉持"尊重、同情、严肃、认真"的原则。遗体护理应在确认患者死亡、医生开具死亡诊断书后尽快进行。应保持遗体清洁、无渗液，维持良好的遗体外观。遗体护理过程中，应尊重逝者及其家属的意愿，对遗体进行个性化护理。

第6章 中西医治疗方案在安宁疗护中的应用

6.1 安宁疗护中的常见症状

目前,总结出的临床上各种疾病终末期和临终期患者常见的全身性和各系统的躯体、精神心理症状及难治性症状有16个,具体如下:疼痛、呼吸困难、水肿、发热、疲乏、衰弱、恶心呕吐、恶病质、恶性肠梗阻、肿瘤相关性腹水、吞咽困难、咳嗽咳痰、睡眠障碍、谵妄、癌性伤口、压力性损伤。这些症状可以单独存在,也经常多个同时出现,并且互相影响。积极控制各种症状是减轻患者痛苦的关键环节。本书根据相关指南推荐,介绍常见的中西医方法联合应用以处理常见的轻中度症状,但重度症状还需要住院规范治疗。中西医在安宁疗护中的应用体现了两种医学体系的优势互补,旨在为疾病终末期患者提供更为全面和人性化的照护。

6.2 缓解常见症状的中医及西医治疗方法

6.2.1 疼痛

疼痛的治疗以世界卫生组织(WHO)发布的疼痛三阶梯治疗为基础。根据患者的病情和身体状况,应用恰当的镇痛方法,及早、持续、有效地治疗疼痛,预防和控制药物的不良反应。临床常用的评估工具为数字分级法(NRS)。轻度疼痛(NRS评分1~3分)可使用对乙酰氨基酚及非甾体类抗炎药进行治疗。中-重度疼痛(NRS评分4~10分)建议使用弱阿片类药物及阿片类药物进行治疗。若镇痛效果欠佳,可酌情联合使用非甾体类抗炎药或辅助镇痛药物。常用的辅助药物包括抗抑郁药、抗惊厥药、皮质类固醇激素和N-甲基-D-天冬氨酸受体（NMDA受体拮抗剂）等，必要时也可以使用镇静药物。

阿片类药物及辅助用药需要经过专业医生诊治才能应用，并且只能在医疗单位买到并且被严格控制用量。在此建议患者到当地医院就诊，切勿胡乱用药。

在疼痛管理领域，中医药与西药的联合应用常常能够产生协同效应，从而取得意想不到的治疗效果。中医治疗疼痛的核心在于辨证施治，这是一种根据患者具体症状和体质差异来定制治疗方案的方法。

以下是几种常用的中医治疗疼痛的方法。

6.2.1.1 中药内服

中药内服是通过口服中药汤剂或药丸，调和患者的气血，疏通经络，以达到减轻疼痛的目的。

6.2.1.2 穴位贴敷

穴位贴敷是将药物直接贴敷于特定的身体穴位，利用皮肤吸收药效，直接作用于疼痛源头。

6.2.1.3 针灸治疗

针灸治疗是采用针刺技术刺激身体穴位，促进气血流通，激活内源性阿片肽释放，从而缓解局部疼痛。

6.2.1.4 中药灌肠

中药灌肠特别适合消化系统相关的疼痛，通过直肠给药，直接作用于病变部位。中药在调理身体、减少药物副作用和长期管理慢性疼痛方面体现出其独特的价值。因此，根据患者的具体情况，制订出综合考虑中西医优势的治疗方案，往往能够取得更佳的治疗效果。

6.2.2 呼吸困难

呼吸困难（dyspnea）是患者主观感受到呼吸不畅，常表现为不同性质和不同程度的缺氧、胸闷及呼吸费力，严重时可出现张口呼吸、鼻翼扇动、端坐呼吸甚至发绀，需呼吸机辅助参与呼吸运动，并伴有呼吸频率、深度与节律的改变。

当终末期肿瘤患者常规药物治疗无法缓解严重呼吸困难时，可给予阿片类药物；如果伴有焦虑，可给予苯二氮䓬类药物等。可使用糖皮质激素类药物治疗由癌性淋巴管浸润、放射性肺炎、上腔静脉阻塞综合征等引起的呼吸困难。由呼吸道分泌物过多引起的呼吸困难可用抗胆碱能药物。因呼吸困难患者病情较重，加之激素及阿片类药受限于在医疗单位内应用，故通常建议去医院就诊而不是在家中观察。

针对呼吸困难，根据不同的证型，可选用相应的中药方剂进行治疗，同时可以采用穴位针灸等方法来缓解由呼吸系统疾病引起的缺氧症状。针灸疗法通过刺激特定的穴位来调节人体的气机，缓解哮喘等症状。图6.1所示为南京明基医院中医适宜技术治疗室。

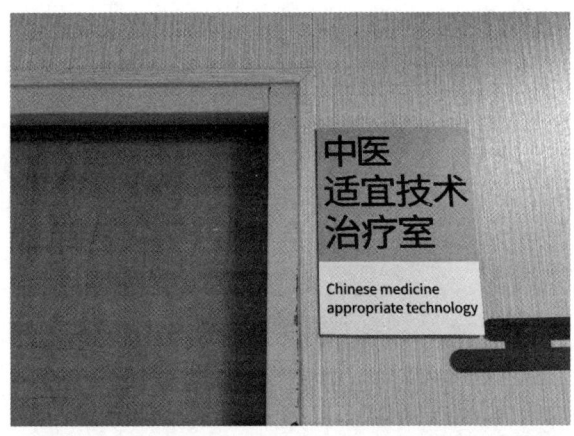

图6.1 南京明基医院中医适宜技术治疗室

6.2.3 水肿

疾病终末期患者的水肿治疗药物主要为利尿剂，首选袢利尿剂如呋塞米、托拉塞米。若平时使用袢利尿剂治疗，最初剂量应等于或超过长期每日所用剂量；对周围性水肿或腹水者，可联合噻嗪类利尿剂治疗；如水肿加重或3天内体重增加大于2千克，建议增加药物剂量。

中医药治疗水肿的方法多种多样，主要根据中医辨证施治的原则，采取不同的汤药治疗策略，同时采用中药外敷来减轻症状。例如，加味冰硝散以缓解肢体肿胀，七叶树籽提取物、香豆素类可有效促进淋巴回流，减轻水肿；有些复方中成药（如"淋巴方"等）对治疗淋巴水肿及其并发症有一定疗效；针刺外关、合谷、足三里等穴位，可促进内啡肽释放，以缓解疼痛，减轻组织水肿。

手法淋巴引流（manual lymph drainage，MLD）是一种按摩技术，主要作用是激活淋巴系统，增加淋巴管与淋巴结的重吸收功能，促进淋巴液与组织液回流。

6.2.4 发热

疾病终末期患者常见的发热原因有肿瘤、感染、过敏、手术、血栓栓塞性疾病或炎性疾病等。治疗发热的首选方式是物理降温，即用毛巾包裹冰袋或用温水擦拭大血管丰富的部位，如颈部、腋下、肘部、腹股沟等。药物可首选对乙酰氨基酚或非甾体类抗炎药。对乙酰氨基酚口服，650~1000毫克，4~6小时服1次，最大剂量为每天2克。对乙酰氨基酚直肠给药，最大剂量为每天1.2克。癌性发热患者可以使用非甾体类抗炎药和糖皮质激素类药物进行治疗。

中医治疗发热的方法多样，非药物物理疗法包括热针灸、耳穴压豆、推拿、按摩、刮痧、拔罐、穴位按摩、穴位贴敷、中药药浴、中药灌肠等，可以根据患者具体情况选择疗法。按压退热穴位，如合谷穴、曲池穴等，有助于退热。同时，根据不同的发热类型，可采用不同的中药方剂。

6.2.5 疲乏

缓解疾病终末期患者的疲乏，可以短期使用糖皮质激素类药物，如服用地塞米松口服，每天2次，每次4毫克，服用不超过2周，如无效可停药。

中医治疗以辨证论治、调补气血、健脾补肾为重点。根据疾病终末期肿瘤患者相关疲乏的肾阳虚证、肝气郁结证、脾胃阴虚证、寒湿困脾证、肺气亏虚证、脾气亏虚证六大临床证型给予中药汤剂治疗，可以缓解疾病终末期患者的疲乏症状。

6.2.6 衰弱

衰弱（frailty）是终末期肿瘤患者的常见状态。引起终末期肿瘤患者衰弱的原因很多，应视患者具体情况对症治疗。

（1）食欲减退。应用改善食欲药物（如醋酸甲地孕酮等）。

（2）睡眠障碍。应用镇静催眠类药物。

（3）疼痛。使用镇痛药物。

（4）严重恶心呕吐。使用止吐药物，注意纠正水电解质平衡紊乱（钠、钙、镁、钾）。

（5）抑郁症。及时行抗抑郁治疗。

（6）贫血。纠正贫血。

（7）白细胞降低（小于$1.0 \times 10^9 \sim 1.9 \times 10^9 \, L^{-1}$）。应用升白细胞药物。

中医治疗衰弱的方法多种多样，包括中药治疗、针灸治疗、食疗、心理调适、音乐疗法等。

（1）中药治疗。中医会根据患者的具体症状和体质，辨证施治，选用相应的中药方剂。例如，对于气血双亏的衰弱状态，可能会使用补中益气汤；对于心脾两虚型神经衰弱，可能会使用枣仁安神胶囊。

（2）针灸治疗。针灸是中医治疗衰弱的常用方法之一。通过刺激特定的穴位，可以调节气血，平衡阴阳，增强机体的抵抗力。常用的穴位包括神门、内关、三阴交、足三里等。

（3）食疗。食疗是根据食物的性质和作用，结合患者的体质和病情，选用合适的食物进行调理。例如，对于气血不足导致的衰弱，可以选用具有补气养血作用的食物，如黄芪、当归、红枣、龙眼肉等。

（4）心理调适。中医认为情绪波动也会影响身体健康，因此心理调适也是治疗衰弱的重要方式。通过调整心态、减少压力，可以达到身心和谐、促进健康的目的。

（5）音乐疗法。音乐疗法是通过舒缓的音乐来减轻压力和紧张情绪，有助于改善患者的神经衰弱症状。

6.2.7 恶心呕吐

恶心（nausea）是一种想要呕吐和/或呕吐不愉快的主观感觉。呕吐（vomiting）涉及复杂反射，协调胃肠道、腹肌和膈肌通过口腔排出胃内容物。恶心和呕吐在终末期肿瘤患者中广泛存在，会引起厌食、体重减轻、疲劳等并发症，导致患者生活质量下降。

西药治疗以甲氧氯普胺作为首选，并予以合理滴定。氟哌啶醇、左旋美丙嗪可作为甲氧氯普胺替代方案。相关研究结果表明，奥曲肽可用于肠梗阻引起的恶心呕吐。

中医治疗恶心呕吐的方法有多种，包括内关穴位按压、经皮电刺激穴位、针灸、穴位贴敷等。图6.2所示为中医适宜技术工作车。

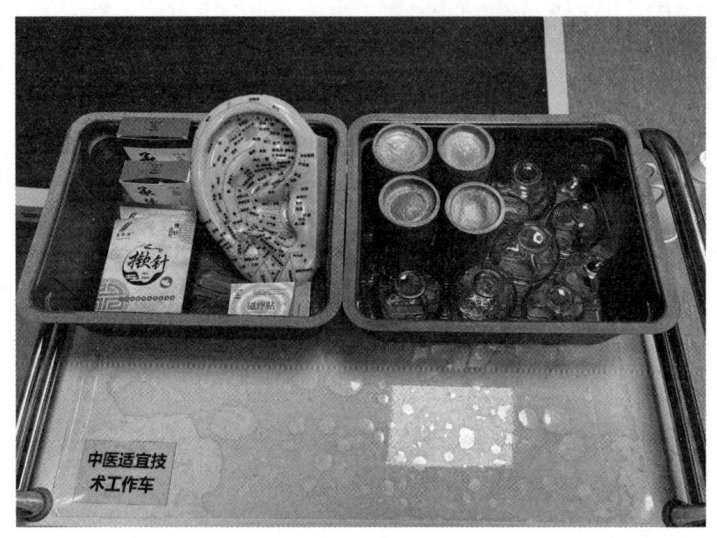

图6.2　中医适宜技术工作车

6.2.8　恶病质

恶病质（cachexia）是一种多因素综合征，患者特征是食欲不振、体重下降和骨骼肌丧失，伴有疲劳、功能障碍、治疗相关毒性增加、生活质量差和生存率降低。恶性肿瘤的恶病质发病率很高。

6.2.8.1　药物治疗

醋酸甲地孕酮片能够明显刺激患者食欲。阿纳莫林为胃饥饿素（ghrelin）受体激动剂，刺激多种途径对体重、肌肉质量、食欲和代谢进行正调节，可以改善恶病质症状。皮质醇类（如甲泼尼龙、泼尼松及地塞米松）可以改善肿瘤患者食欲和生活质量。胃肠动力药（如多潘立酮等）可以改善恶病质患者的早饱，与孕酮类药物、糖皮质激素类药物联合服用可以改善食欲及增加体重。

6.2.8.2 中医疗法

在常规治疗基础上联合中医针灸疗法、穴位按摩等中医疗法，或配合适当锻炼（如练气功、做瑜伽）可以有效地改善患者厌食的症状，提高其生活质量。

6.2.9 恶性肠梗阻

恶性肠梗阻是由原发性或转移性恶性肿瘤造成的肠道梗阻，临床表现为与肠梗阻的部位及程度相关的恶心、呕吐、腹痛、腹胀、排气排便消失等症状。

无法继续维持肠道功能的恶性肠梗阻患者，可以使用抗胆碱药物（如东莨菪碱），也可以使用生长抑素类似物（如奥曲肽皮下注射）还可以用皮质类固醇以减少环状水肿、肿瘤肿块和局部炎症因子。对完全性恶性肠梗阻引起的疼痛，可以使用阿片类药物止痛。

中医治疗中的中医穴位按摩、耳穴贴压、艾灸、穴位（神阙、中脘）贴敷、中药灌肠（如大承气汤）对恶性肠梗阻所致的腹胀有一定疗效。

6.2.10 肿瘤相关性腹水

肿瘤相关性腹水（ascites）是指恶性肿瘤患者出现腹腔内液体异常积聚，它是终末期肿瘤患者常见症状之一。

针对由肿瘤肝转移伴门静脉高压、低蛋白血症导致的腹水，首选利尿剂（如螺内酯、呋塞米联合螺内酯等）治疗。

中医治疗腹水时，会采用多种手段（如中药内服、外敷、针灸等）综合调理患者的身体状态，改善腹水症状。

6.2.11 吞咽困难

吞咽困难是指患者下颌、口唇、舌部、软腭、咽喉、食管等器官结构功能受损，不能安全有效地将食物送进胃内的症状。

对于终末期肿瘤患者吞咽困难，目前尚无有效的药物治疗。对因吞咽障碍不能经口进食的患者，在胃肠功能正常的前提下，维持其肠内营养是较好的方法。鼻饲、经皮内窥镜胃造瘘置管是经常使用的解决肠内营养问题的方法。对于消化系统梗阻，特别是下消化道梗阻合并吞咽困难，不适合手术及介入治疗

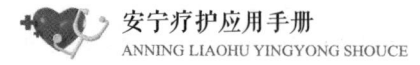

者，首先考虑静脉营养药物维持。

中医治疗吞咽困难的方法包括针灸、穴位按摩、中药外治法等。针灸是中医治疗吞咽困难的常用方法之一。通过刺激特定的穴位，可以调节气血，平衡阴阳，增强机体的抵抗力。穴位按摩以经络学说为指导，通过不同的按摩手法作用于相应的穴位，可以取得通经活络、调整人体机能的效果。中药外治法包括中药熏蒸、中药湿热敷、中药贴敷等。

6.2.12 咳嗽咳痰

咳嗽（cough）是延髓咳嗽中枢受刺激后产生的防御性神经反射，具有清除呼吸道异物和分泌物的保护性作用。痰液是气管、支气管的分泌物或肺泡内的渗出液，借助咳嗽将其排出称为咳痰（expectoration）。咳嗽咳痰不仅会导致睡眠质量下降、肌肉疲劳、尿失禁、呕吐、疼痛等躯体症状，还会产生焦虑、恐惧等精神心理症状，严重影响患者生活质量。

当患者有干咳症状时，可以使用外周性镇咳药或中枢性镇咳药，如阿片类药物。当患者有湿咳症状时，可以使用祛痰类药物，如黏痰溶解剂或黏液稀释剂等。若有支气管痉挛，可以使用支气管扩张剂，如沙丁胺醇、异丙托溴铵。若为感染引起的咳嗽，可以使用抗菌药物。

针灸和按摩也是中医治疗咳嗽咳痰的方法之一，可以通过刺激特定穴位来缓解症状。中医会根据患者的具体症状和体质，辨证施治，选用相应的中药方剂。

6.2.13 睡眠障碍

睡眠障碍（somnipathy）是指睡眠质量不正常及睡眠中出现节律异常的表现，也是睡眠和觉醒正常节律性交替紊乱的表现。睡眠障碍包括失眠、睡眠效率低、早醒进而入睡困难、过度嗜睡，以及与睡眠有关的运动或呼吸紊乱。躯体症状、不良睡眠行为和环境因素可能加剧睡眠障碍。改善睡眠质量能使疲劳、不良情绪及患者整体生活质量得到改善。针对睡眠障碍的用药有以下几类。

（1）苯二氮䓬类。包括咪达唑仑、阿普唑仑片剂、艾司唑仑片剂、地西泮等。

（2）巴比妥类。合并中枢神经系统症状（如癫痫）时可以使用苯巴比妥钠、异戊巴比妥。在镇静的同时控制中枢神经系统症状。

（3）吩噻嗪类。针对生命期望值小于数周的终末期肿瘤患者，可以考虑使用氯丙嗪或异丙嗪，这两类药物作用时间较长，可单次静脉或肌肉注射给药。

（4）丁酰苯类。主要有氟哌利多、氟哌啶醇。这类药物作用时间较长，可单次静脉或肌肉注射给药。

（5）新型镇静催眠药。相对选择性α_2-肾上腺素受体激动剂右美托咪定，通过激活蓝斑中肾上腺素α_2受体（即内源性途径）促进睡眠，类似于自然睡眠，是非常适合终末期肿瘤患者的镇静药物，尤其是对于合并谵妄的患者，可以选择静脉注射给药。

对严重睡眠障碍的患者，联用不同机理的药物协同镇静；合并疼痛的患者联合使用镇痛药物；合并抑郁时联用抗抑郁药，抗抑郁药米氮平可提高肿瘤患者夜间睡眠总质量；合并精神障碍时合用抗精神异常药。

此外，还可以使用中医治疗。中医治疗可以让患者放松，加速血液循环，缓解睡眠障碍，同时缓解终末期肿瘤患者的疲乏。针刺治疗穴位取百会、神庭、印堂及双侧神门、足三里、三阴交穴；灸法治疗取神阙、关元穴。

6.2.14　谵妄

谵妄（delirium）是一种急性的、可逆性的意识混乱状态，具有波动性意识障碍、注意力不集中、思维紊乱或意识水平变化的特征，实质是一种急性脑功能障碍的临床综合征。谵妄是终末期阶段常见的精神症状之一，是一种短暂的、通常可以恢复的、以认知功能损害和意识水平下降为特征的脑器质性综合征。

（1）低活动性谵妄。无妄想及无知觉障碍，可以采用哌醋甲酯改善认知能力。

（2）高活动型/躁狂型谵妄。推荐使用奥氮平、利培酮、喹硫平、阿立哌唑和氟哌啶醇等神经安定药控制。对于轻至中度的谵妄患者，不推荐使用氟哌啶醇或利培酮。对终末期肿瘤合并谵妄的患者，推荐先从小剂量开始给药，逐渐滴定。

（3）合并疼痛的谵妄。推荐在控制疼痛的基础上控制谵妄。对因使用阿片类药物产生的谵妄，可以将阿片类药物替换为美沙酮。

（4）合并焦虑的患者，可以同时采用苯二氮䓬类药物镇静和抗焦虑。

（5）终末期肿瘤患者如存在难治性谵妄，需结合患者清醒时的意愿，在与患者家属充分沟通和知情同意的情况下，对于最后几小时或几天内出现的与谵妄有关的令人痛苦的躁动，可以联合右美托咪定进行姑息性镇静治疗。

中医治疗谵妄的方法通常包括辨证施治、中药治疗、针灸和食疗等。中医治疗谵妄时会选用具有清热、豁痰、开窍、安神等功效的中药灸，可以用于调节患者的气血，平衡阴阳，改善谵妄症状。针灸治疗谵妄时会选择相应的穴位进行刺激。

6.2.15 癌性伤口

癌性伤口也称恶性肿瘤伤口（malignant fungating wounds，MFW），指恶性肿瘤通过瘤细胞皮下转移侵犯上皮组织并破坏其完整性，或浸润皮肤、血液和淋巴导致皮肤溃疡性损伤、产生蕈状物，若瘤细胞转移和浸润持续发展可引起组织坏死。终末期肿瘤患者身体耐受性差，癌性伤口愈合难度大，甚至无法愈合，同时会出现日益加重的疼痛、感染、渗液和出血等症状，加之肿瘤本身的疾病进展，会严重影响患者身心健康，也会加重照顾者的心理负担。

局部伤口治疗应遵循DIME原则，具体介绍如下。

6.2.15.1 清除坏死组织（debridement，D）

清创方法取决于癌性伤口的特点，包括疼痛程度、有无感染、渗出量多少、累及组织和患者个人意愿等。

6.2.15.2 控制炎症反应和感染（inflammation/infection control，I）

患者出现炎症反应时，医护人员应评估和缓解持续炎症，包括考虑使用抗炎药。若癌性伤口出现局部感染，使用局部抗菌剂［银、碘、聚六亚甲基双胍（PHMB）、氯己定、亚甲基蓝/结晶紫、表面活性剂］治疗局部感染。若患者出现全身感染，可考虑使用全身抗菌药物治疗深部组织和周围组织感染。

6.2.15.3 维持伤口湿度平衡（moisture balance，M）

针对癌性伤口渗液量大的特点，应选择适合的敷料管理伤口渗液，如可选用高吸水性材料、泡沫、藻酸钙、亲水纤维等维持伤口湿度平衡，使患者保持舒适。

6.2.15.4 边缘效应（edge-non-healing treatment，E）

癌性伤口内的细胞存在老化现象，炎症反应长时间影响伤口愈合，成纤维细胞和角质细胞的正常程序化凋亡受到抑制，导致表皮移行障碍。这种症状需要采用电刺激、高压氧疗、生长因子等积极的治疗手段，根据具体情况选择相应治疗方案。终末期肿瘤患者伤口不以治愈为目的，可行手术、化疗和放疗等姑息性治疗。

中医治疗癌性伤口时会将具有提脓祛腐、活血生肌、收敛长皮等功效的中药膏或药粉直接敷在癌性伤口上，以促进伤口愈合。例如，使用活血化瘀、养血生肌的中药（紫草、当归等）。

6.2.16 压力性损伤

压力性损伤亦称压疮（pressure ulcers），是指由压力或压力联合剪切力导致的局部皮肤和/或下层组织损伤。终末期肿瘤患者由于存在不同程度低蛋白血症、消耗性营养不良、疼痛、躯体移动障碍、皮肤弹性及抵抗力减弱的症状，同时有翻身受限、强迫体位、镇静等因素，增加了发生压力性损伤的风险。

医护人员怀疑患者伤口感染，应行伤口分泌物检查，使用局部抗菌剂控制微生物负荷，并定期进行清创。对于有全身感染临床证据的压力性损伤患者，全身应用抗菌药物以控制和清除感染。压力性损伤会导致疼痛，应予以镇痛治疗，可用疼痛量表记录初次疼痛及持续疼痛评估结果。

中医治疗压力性损伤有以下几种方式。

6.2.16.1 艾灸

艾灸是利用艾条的热力对穴位进行温热刺激，以取得促进气血循环、散瘀止痛的效果。艾灸在治疗压力性损伤方面具有良好的效果，因为它可以促进气血循环、消散瘀血，并通过温热刺激帮助改善局部血液循环。

6.2.16.2 氧疗

局部氧疗作为辅助治疗手段，也被用于压力性损伤的治疗中。它通过提供高浓度的氧气来促进伤口愈合。

6.2.16.3 穴位按摩

穴位按摩是通过刺激特定的身体穴位来促进气血流动,缓解患者肌肉紧张和水肿,减轻患者压力和焦虑。

6.2.16.4 中药外敷

中药外敷即使用中药制剂(如三黄制剂、云南白药、龙血竭等)外敷于伤口,取得清热解毒、活血化瘀、去腐生肌及抗菌等效果。这类中药在临床应用中疗效确切,能够促进创面愈合。

6.2.16.5 中药溻渍

中药溻渍治疗是通过将中药液滴注至海绵上,使其湿透后敷于创面,以达到治疗的目的。

6.3 不同症状的护理方式

终末期肿瘤患者疼痛、呼吸困难、水肿、发热、疲乏、衰弱、恶心呕吐、恶病质、恶性肠梗阻、腹水、吞咽困难、咳嗽咳痰、睡眠障碍、谵妄、癌性伤口、压力性损伤等多种症状并存,涉及呼吸、循环、消化、神经、泌尿等各个系统,持续时间长且程度较重,影响其躯体功能、心理状态与生活质量。终末期肿瘤患者安宁疗护遵循照护为主的原则,通过使用适宜技术和方法提供整体的关怀照护来缓解患者痛苦,使之处于安静祥和的状态,最终舒适、平和、有尊严、无痛苦地离世。

6.3.1 疼痛

6.3.1.1 病情观察

观察患者疼痛的部位、性质、程度、发生及持续的时间、疼痛的诱发因素、伴随症状、患者的心理反应、对日常生活的影响及实验室检查结果等。应当对患者的疼痛症状及变化进行持续、动态的评估和评价。动态评估时机为疼痛时、给药时、给药后、剂量滴定过程中、爆发痛处理后。

6.3.1.2 用药护理

（1）用药指导。

口服缓释药物整片吞服，不能掰开、碾碎服用。芬太尼透皮贴剂常使用的部位是躯干或上臂未受刺激和照射的平整皮肤表面，每72小时更换一次，并更换粘贴部位。使用患者自控镇痛泵（patient-controlled analgesia，PCA）时，应保持PCA装置处于正常使用状态，管路连接紧密且通畅，指导患者掌握PCA的使用方法及按压间隔时间，观察PCA泵的按压次数、镇痛效果及药物不良反应。落实药物保存及丢弃、剩余毒麻药和用过的废贴等交还医疗机构原则。

（2）观察不良反应。

长期大剂量服用非甾体类解热镇痛药物会出现上消化道出血、血小板功能障碍、心肝肾毒性的危险，因此应密切观察患者有无出血征象、心肝肾功能状态等。使用阿片类药物镇痛时，应评估患者的排便情况，恶心、呕吐症状，以及镇静效果等，尤其应该注意神经系统变化，如意识障碍（嗜睡、过度镇静等）或呼吸抑制（呼吸频率每分钟小于8次、针尖样瞳孔、嗜睡样昏迷等），要及时发现异常情况。

6.3.1.3 行为认知护理

指导患者及其家属减轻疼痛的方法包括冷敷、穴位按摩、音乐疗法、注意力分散法、自我暗示法、正念减压疗法等。

6.3.2 呼吸困难

6.3.2.1 病情观察

观察患者呼吸的频率、深度和节律，以及患者是否存在缺氧、表情痛苦和鼻翼扇动等症状。监测患者血氧饱和度。

6.3.2.2 环境护理

保持病房环境舒适、温湿度适宜，每天开窗通风。特别是在患者发生难以

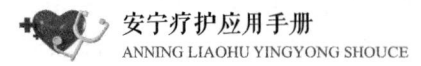

控制的呼吸困难时，开窗通风或手持风扇可增加空气流通。

6.3.2.3 用药护理

遵医嘱正确给予阿片类药物，密切观察用药后的效果和不良反应。

6.3.2.4 体位护理

协助患者选择合适体位，如采取直立位、侧卧位、身体前倾等体位，有助于减轻患者的呼吸困难，增加舒适感。避免剧烈活动，将日常用品放置于患者触手可及处，以控制耗氧量。

6.3.2.5 营养管理

让患者进食高营养、高蛋白、清淡易消化饮食，少食多餐，避免便秘。

6.3.2.6 呼吸管理

（1）氧疗护理。

由缺氧引起的呼吸困难应进行氧疗。注意观察患者呼吸困难减轻、呼吸频率减慢、发绀减轻、心率减慢、活动耐力增加等疗效指标。

（2）无创机械通气护理。

注意监测患者的心率、血压、睡眠质量及意识状态，及时清理患者呼吸道分泌物，保持呼吸道通畅。

（3）呼吸训练。

为患者提供有关呼吸训练技巧，包括缩唇呼吸、腹式呼吸和横膈膜呼吸，改善呼气流量，减少辅助肌肉的使用，使其呼吸频率正常化。

6.3.3 水肿

6.3.3.1 病情观察

观察水肿的部位、范围、程度、发展速度、皮肤血供、张力变化等，以及其与饮食、体位及活动的关系。观察患者生命体征、体重、颈静脉充盈程度、营养状况、相关检查结果等；准确记录24 h液体出入量，密切监测患者尿量、尿液的颜色和性状等变化;密切监测实验室检查结果;定期监测体重;若患者存在腹水,应同时每天测量腹围。

6.3.3.2 皮肤护理

水肿程度较重者应穿宽松、柔软衣物,必要时使用气垫床或软垫支撑受压部位,对卧床时间较长者,应定时协助其变换体位。水肿部位皮肤薄弱,易发生破损,清洗时应动作轻柔,建议使用pH值为中性或弱酸性的润肤品和清洁用品,防止破坏皮脂层,清洗后保持褶皱处皮肤彻底干燥。避免在水肿部位进行热敷、穿刺、注射和输液,以及监测血压、体温等操作。

6.3.3.3 饮食护理

给予患者低盐饮食,限制其钠盐摄入。根据病情需要、饮食偏好提供高热量、适量蛋白、高维生素的个性化营养支持,保持营养均衡,指导患者少量多次进食,补充足够热量、各种微量元素和维生素等。

6.3.3.4 体位护理

患者的水肿上肢抬举高度应高于心脏水平,下肢抬举高度以舒适为宜,关注患者体位舒适和安全。水肿局限于下肢且无明显呼吸困难时,可抬高双下肢以促进静脉回流,进而减轻水肿,可配合使用弹力长袜,做好受压部位护理;患者出现呼吸困难或者胸腔积液、腹水加重等症状时,可予其高枕卧位或半卧位;阴囊水肿者,需清洁后将纱布垫于阴囊下,并抬高阴囊,缓解患者的水肿不适。

6.3.3.5 用药护理

了解相关药物的作用与不良反应,注意药物配伍禁忌。做好服药相关指导,向患者详细介绍相关药物的名称、用法、剂量、作用和不良反应,并告诉患者不可擅自加、减药量,不可擅自停药,提高其服药依从性。

6.3.3.6 运动护理

指导患者做好活动和功能锻炼,根据患者身体的综合情况,指导其适当进行体力活动或运动训练，循序渐进增加活动量，适当进行肿胀肢体的功能锻炼。严重水肿患者取适宜体位卧床休息。根据患者能力及全身情况随时调整锻炼计划，维护肢体功能，避免剧烈活动。

6.3.4 发热

6.3.4.1 病情观察

观察患者发热时间、程度、变化趋势，确定热型；评估伴随症状、是否存在感染迹象、药物治疗史、肿瘤进展情况，了解相关检查结果，以确定发热类型；评估生命体征变化。

6.3.4.2 皮肤护理

选择合适的降温方法，注意观察降温后患者的反应。降温过程中患者若出汗，要及时擦干皮肤，随时更换衣物，保持皮肤和床单清洁、干燥。协助患者活动或翻身，预防皮肤压力性损伤。

6.3.4.3 营养护理

患者发热期间，应为其选用营养含量高且易消化的饮食。患者体温下降、病情好转时，可以改为高蛋白、高热量的半流质饮食。患者出汗较多或无法进食时，可遵医嘱予以静脉补液，预防电解质紊乱，保持体液平衡。

6.3.4.4 感染预防

怀疑发热原因是感染，应积极查找感染源，如进行细菌培养和药敏试验；考虑导管相关性感染时，建议拔管并行对症处理；如出现手术伤口感染或破溃伤口感染，应及时处理感染病灶。要做好患者口腔护理，保持口腔清洁。

6.3.4.5 用药护理

遵医嘱使用降温药物，观察记录用药后患者体温变化及有无不良反应。

6.3.5 疲乏

6.3.5.1 病情观察

动态评估癌因性疲乏的程度,及时识别患者发生疲乏的危险因素。观察有无疼痛、食欲减退、睡眠障碍等影响疲乏的因素。

6.3.5.2 用药护理

患者同时使用多种药物增加了药物相互作用的风险,而且潜在的不适当用药的风险也更高,因此需密切观察患者服药后的不良反应。

6.3.5.3 环境护理

环境应安静、温湿度适宜。应为患者创造舒适、安静、光线暗的良好睡眠环境。

6.3.5.4 营养护理

做好饮食护理,改善患者食欲。应做好营养咨询、肠内或肠外营养支持,改善患者营养状态。

6.3.5.5 运动护理

应根据患者年龄、性别、肿瘤类型、接受治疗的情况及身体状况制订运动计划,循序渐进、适时调整。应密切观察患者心率变化,以不出现不适为宜。

6.3.5.6 心理社会支持

关注患者疲乏状况成因。对于过分担心死亡的恐惧患者,应对其进行生死教育;对于社交活动少的患者,应给予团体支持,鼓励家属陪伴。

6.3.6 衰弱

6.3.6.1 病情观察

观察患者是否存在体重减轻、疲劳、意识障碍等情况,及时识别患者发生衰弱的危险因素。

6.3.6.2 用药护理

评估衰弱患者用药合理性。终末期肿瘤患者并存多种症状，一系列的症状干预会增加药物相互作用的风险，因此应注意多种药物同时作用带来的不良反应。

6.3.6.3 运动护理

视患者体力情况适当加强锻炼。终末期肿瘤患者体力受到限制，不宜直接完成高强度运动，要在做好安全风险评估和安全保护的前提下进行。应根据患者的个人兴趣、训练条件和目的选择运动强度、频率、方式和运动时间，并执行渐进的且富有个体化的锻炼计划。如患者身体条件差，可以进行被动运动。

6.3.6.4 营养护理

建议患者每日摄入足够的蛋白质。氨基酸尤其是亮氨酸对肌肉蛋白质合成具有积极作用。在饮食基础上适当补充口服营养制剂，可以改善患者的营养状况。

6.3.7 恶心呕吐

6.3.7.1 病情观察

识别恶心呕吐的原因及诱因，评估患者恶心呕吐发生的时间、频率，观察呕吐物的颜色、性质、量、气味等。

6.3.7.2 饮食护理

根据患者偏好，提供色、香、味俱全的温凉食物，避免过甜、油腻、辛辣及带有强烈气味的食物。

6.3.7.3 环境护理

保持室内干净清洁、无异味，维持合适的湿度及温度。患者发生呕吐时，协助其将头偏向一侧，以预防误吸等并发症，并及时清理呕吐物。消除引起视觉、听觉及嗅觉等不适的外在刺激，保持心情放松。

6.3.7.4 用药护理

用药前需进行全面评估,这需要医护人员、患者及其家属共同参与剂量滴定,观察患者用药效果及不良反应,并做好记录。

6.3.8 恶病质

6.3.8.1 病情观察

观察患者体重、厌食程度、代谢状态、精神状态、自理能力,记录药物使用情况及不良反应。

6.3.8.2 营养护理

对可以自行经口进食的患者,应鼓励经口进食,并根据患者的实际消化能力调整饮食,保证营养供应。肠内营养应控制营养液输注温度和速度,定期清洁、更换,防止感染、漏液发生。肠外营养液应现配现用,室温中 24 h 内输注完毕。

6.3.8.3 皮肤护理

每日对患者的口腔进行评估,保持口腔清洁舒适。保持患者皮肤、床单和衣服的整洁、干燥。需根据个人的活动水平、灵活性、独立进行体位变化的能力、皮肤和组织耐受性、总体健康状况、舒适感和疼痛感制订翻身计划,避免局部长期受压。

6.3.8.4 运动护理

制定个体化运动处方,被动和主动运动相结合。为患者合理安排好运动时间,评价每日运动达标情况,结合病情及时调整运动方案。

6.3.8.5 心理护理

充分发挥家庭支持及朋友、同事、社会团体等其他社会支持的作用,给予患者情感上的支持和照顾。鼓励患者参加一定的社交活动,有利于缓解患者的焦虑及紧张情绪,增进食欲,提高生活质量。

6.3.9　恶性肠梗阻

6.3.9.1　病情观察

对肠梗阻患者，需观察并记录梗阻程度、持续时间、伴随症状。要关注患者电解质及胃肠功能恢复情况，以及用药后的效果与不良反应。

6.3.9.2　饮食护理

若患者出现恶性肠梗阻，应禁食禁饮。待症状缓解后，应以症状为导向，缓慢分级地恢复进食。

6.3.9.3　口腔护理

加强患者口腔护理，保持口腔清洁。胃肠减压期间患者若有口干、口渴症状，可通过含漱温水减轻症状。

6.3.9.4　运动指导

鼓励患者在病情许可的情况下适量运动，以促进肠道蠕动。

6.3.9.5　胃肠减压

恶性肠梗阻患者可以进行胃肠减压。要妥善固定胃肠减压装置，防止变换体位时加重对咽部的刺激，同时要防止胃管受压、脱出、阻塞等，保持有效减压状态。胃肠减压期原则上应禁饮和禁食。

6.3.10　肿瘤相关性腹水

6.3.10.1　病情观察

终末期肿瘤患者常因腹水产生早饱、腹部不适、呼吸急促、呼吸困难等不适症状，故应密切监测腹水相关症状，观察有无加重趋势。

6.3.10.2 饮食护理

建议患者摄入高热量、高蛋白、高维生素食物，或服用营养补充剂。肝转移伴门静脉高压、低蛋白血症等利尿疗效显著者可予低钠饮食（钠摄入小于 500 mg/d）。遵医嘱进行口服或静脉补液。

6.3.10.3 用药护理

使用利尿药期间，应注意观察患者有无乏力、唇舌干燥、皮肤失去弹性、烦躁不安等水电解质紊乱征象。每日监测体重、记录出入量，根据患者症状密切监测钠、钾、氯等电解质指标。

6.3.10.4 腹水引流护理

腹水引流穿刺前需排空患者膀胱，避免术中误伤；穿刺过程中密切监测患者生命体征；穿刺后用无菌敷料覆盖穿刺部位，如有渗液及时更换敷料，保持局部皮肤清洁干燥，必要时加压包扎。每日记录腹水引流量、性状，保持引流管通畅。

6.3.10.5 中医护理

每天进行两次腹部按摩，以直揉、点揉或揉捏方式进行，可显著缓解腹胀。将皮硝外敷用于癌性腹水治疗可以取得良好效果，能够减轻患者腹胀，提高其生活质量。

6.3.11 吞咽困难

6.3.11.1 病情观察

评估病史、症状评定、体格检查、实验室检查、吞咽状态及功能。

6.3.11.2 营养护理

进行营养风险筛查和营养状况评估。若无禁忌证，推荐使用肠内营养。对肠内营养不能满足需求或有禁忌证的，可选择部分或全肠外营养。

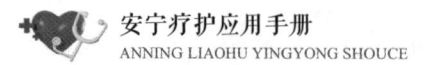

6.3.11.3 吞咽功能训练

（1）发音训练。

先从单音单字开始训练，嘱患者张口发"a"音；接着指导患者嘴唇向两侧运动，发"yi"音；最后闭口后双唇突出，发"wu"音。尽可能延长患者发音时间，并用力张口发音，每字每次训练2遍，每次10 min，每天上午和下午进行。

（2）吞咽肌群训练。

首先让患者做鼓腮、吹气球、咬牙、微笑等动作，接着让患者伸舌，舌尖用力向各方向活动。上午和下午各做一次，每次10 min。

（3）咳嗽训练。

采用经鼻呼吸法练习，嘱患者深吸气，并憋气5 s后咳嗽，再呼气。每天上午和下午各做1次，反复循环。

（4）冰刺激。

患者取坐位或半坐卧位，嘱其张嘴，用冰凉的棉签轻轻刺激软腭、腭弓、舌根及咽后壁，接着做3次空吞咽动作。每日三餐前各做1次，每次10 min。

（5）摄食训练。

在进行训练时使患者头部保持前倾，取半坐卧位，选择柔软、有一定黏性、易于咀嚼的食物进行训练。由少量喂食逐渐递增，最后保持适量。

6.3.11.4 运动护理

运动护理即指导患者采用腹式呼吸训练、缩唇呼吸训练、主动循环呼吸训练。

6.3.11.5 心理护理

心理护理主要包括支持性心理治疗、认知行为治疗、松弛疗法，旨在通过心理干预改善或消除患者的负面心理，使其重建信心，积极配合治疗。

6.3.12 咳嗽咳痰

6.3.12.1 病情观察

观察和记录咳嗽发生与持续的时间、规律、性质、程度、音色、伴随症状，以及与气候变化的关系；观察咳嗽或引流痰液的总量、颜色、性质、性状。

6.3.12.2　环境护理

为患者提供安静、舒适的病室环境，使室内空气清新、洁净，维持适宜的温度和湿度，定时开窗通风。

6.3.12.3　用药护理

遵医嘱予药物治疗，密切关注药物的疗效及不良反应，根据药物性质进行药物管理。

6.3.12.4　饮食护理

应给予患者高热量、高蛋白食物，让其多吃水果蔬菜，适当增加维生素的摄入，鼓励患者每天饮水。

6.3.12.5　呼吸训练

呼吸训练即指导患者进行唇呼吸及腹式呼吸，告知患者尽量保持安静并充分放松心情与身体。缩唇呼吸锻炼的具体方法为：用鼻腔吸气，然后缩唇（鼓腮缩唇）利用口腔呼气，呼气过程需缓慢，呼气时间是吸气时间的2~3倍；腹式呼吸锻炼时，左、右手分别放在胸前及肋下上腹部，吸气时右手随腹部膨隆抬起，呼气时随腹部塌陷，右手给予腹部一定的压力以促进膈肌恢复。

6.3.12.6　胸部叩击

胸部叩击适用于长期卧床、体力衰弱、排痰无力的终末期肿瘤患者。伴有咯血、低血压、肺水肿等，以及肿瘤骨转移侵犯胸椎、肋骨等易出现病理性骨折症状的患者禁用。胸部叩击的具体方法为：帮助患者翻身侧卧或扶起靠坐，叩击者两手手指弯曲并拢，使手掌呈杯状，以腕部力量，从肺底部自下而上、由外向内、迅速而有节律地叩击胸壁。每一肺叶叩击1~3 min，每分钟叩击120~180次。借助合适体位有助于排痰。

6.3.12.7 气道湿化

气道湿化适用于痰液黏稠不易咳出者。气道湿化的注意事项：① 治疗后要帮助患者翻身、拍背，及时排出痰液，尤其是体弱、无力咳嗽者；② 湿化时间不宜过长，一般以 10~20 min 为宜；③ 一般将湿化温度控制在 35~37 ℃；④ 按规定消毒吸入装置和病房环境，严格无菌操作，加强口腔护理；⑤ 对于胸闷、气促加重、血氧饱和度低的患者，可给予超声雾化吸入（可提高吸氧浓度）或改用氧气驱动的喷射式雾化吸入。

6.3.12.8 机械吸痰

机械吸痰适用于痰液黏稠无力咳出、意识不清或建立人工气道的患者。注意每次吸痰时间要小于 15 s，2 次间隔时间要大于 3 min。

6.3.13 睡眠障碍

6.3.13.1 病情观察

观察患者睡眠质量，如失眠及严重程度、白天嗜睡及严重程度等。

6.3.13.2 用药护理

熟悉所用镇静安眠药疗效及不良反应，定时查看患者，防止药物过量带来的不良后果。

6.3.13.3 环境护理

为患者提供适宜的睡眠环境，睡前减少手机等电子产品的使用，避免强光刺激。

6.3.13.4 心理护理

为患者进行心理疏导，可以减少其焦虑；对于应对能力差的患者，应给予正念减压疗法。

6.3.13.5 运动护理

鼓励患者根据身体耐受情况进行适当的有氧/抗阻运动，鼓励患者静心冥想，行渐进性肌肉放松。

6.3.14 谵妄

6.3.14.1 病情观察

观察患者在认知、躯体功能或行为方面的改变或波动。熟悉所用镇静药起效时间、持续时间及不良反应，并定时查看。

6.3.14.2 环境管理

保持病房安静、光线柔和、温湿度适宜，降低环境音量。

6.3.14.3 维持定向力

病房内配有时钟、日历，选择有窗户、可看到户外的房间，通过言语告知和解释，如告知地点、时间、事件等，维持终末期肿瘤患者的定向能力。

6.3.14.4 认知刺激

安排患者熟悉且相对固定的医护人员及家庭成员参与照护及陪伴。鼓励家人、朋友白天分批次、定期探访。避免感知觉过度刺激，尤其在夜间。

6.3.14.5 促进生理性睡眠

尽可能避免在睡眠时间进行医疗护理操作。减少夜间噪声。可根据需要给予患者非药物助眠措施。

6.3.14.6 安全管理

在患者体力允许的情况下，鼓励其主动或被动运动，必要时使用辅助工具。

6.3.15 癌性伤口

6.3.15.1 伤口清洗

伤口清洗液一般推荐生理盐水，但伤口有大量坏死组织及异味时应考虑用甲硝唑、双氧水等清洗溶液。彻底的伤口清洗有利于去除坏死组织、减少细菌数量、减轻局部气味，且轻柔清洗可减轻疼痛和出血；清洗后吸干创面也可延长敷料使用时间。

6.3.15.2 控制局部出血

要清除伤口坏死组织。清洁伤口时，用轻柔冲洗代替擦拭，避免干燥敷料粘贴在伤口床上。伤口出血时，可以用纱布棉垫按压止血，也可以选择外科止血海绵覆盖伤口止血。

6.3.15.3 疼痛管理

正视患者疼痛，指导其合理使用止痛药物，定期、规范接受疼痛评估和个体化疼痛管理计划，并选择合适时机进行换药操作。

6.3.15.4 控制气味

伤口气味明显异常与多种厌氧菌定植有关，清除坏死组织、控制感染是去除癌性伤口气味的重要步骤。具体控制方法包括：口服甲硝唑、局部甲硝唑湿敷，以及使用高级敷料（包括蜂蜜敷料、银离子敷料、活性炭敷料等）或局部使用防腐剂。

6.3.15.5 渗液管理

应选择合适敷料控制渗液，避免患者伤口过度潮湿或干燥，并确保敷料吸收饱和时及时予以更换。

6.3.15.6 营养支持

癌性伤口每日大量渗出液体会导致机体蛋白质、液体丢失过多，故而营养治疗护理方案应由有营养师参与的多学科团队共同制定,且需满足不同患者的个性化需求和营养目标。

6.3.16 压力性损伤

6.3.16.1 病情观察

观察患者全身情况,如患者躯体健康状况、精神和神志状况、移动与活动情况、皮肤状况、营养状况、心理状况。观察患者局部情况,如患者局部皮肤受损情况、局部皮肤温度、血运情况。

6.3.16.2 皮肤护理

保持患者皮肤清洁干燥,避免潮湿、摩擦及排泄物刺激,保持床单平整干燥,穿棉质内衣以利于吸汗和增加舒适感。掌握翻身摆位技巧,避免拖、拉、推,以防损伤皮肤。避免直接将医疗器械长时间放置在患者皮肤上。

6.3.16.3 营养管理

终末期肿瘤患者有发生压力性损伤风险时,应进行营养筛查。对有压力性损伤且有营养不良或营养不良风险的成人患者,应提供高能量、高蛋白质营养补充剂。

6.3.16.4 体位护理

所有压力性损伤或高风险患者均应根据患者的生理、认知和心理状况,以及所使用的支撑面的类型和体位变换需求来制定体位变换时刻表,确定体位变换频率时,应考虑患者活动能力、移动水平及独立变换体位的能力。通过体位变换,能解除压力或使压力再分布,使用人工辅助技术和设备降低摩擦力和剪切力,从而减少或消除压力性损伤促发因素。终末期肿瘤患者无法平躺时,需用主动和被动相结合的方式,以及使用支撑性用具(如软枕、减压贴等)减少骨隆突处皮肤受压,必要时可使用减压床垫,保护患者皮肤并调整体位、缓解压力;由于患者通气能力受损,因此需抬高床头,尽可能将床头保持在30°或更低,以减少对骶骨和臀部的摩擦力和剪切力。

第7章 自控镇痛的应用

7.1 自控镇痛概述

自控镇痛（PCA）是癌痛患者个体化治疗的一种常用形式。PCA具有起效迅速、血药浓度稳定、按需给药的特点，适用于不能口服或口服药物控制不佳的癌痛患者。PCA首选用药为强阿片类药物，根据患者实际情况可适当联合其他镇痛药物。在使用PCA之前需要进行剂量滴定，使用过程中应进行疼痛动态评估，随时调整剂量，并严密监测患者的不良反应，及时对症处理。疼痛控制稳定后可转为居家治疗。PCA因具有操作简单、护理相对容易、风险可控等优势，在癌痛患者的疼痛管理中被广泛应用。

癌痛是恶性肿瘤患者最常见的并发症之一，可由肿瘤直接或间接引起，或者由肿瘤治疗导致，严重影响患者的生活质量。对于不适合口服或者口服吸收不佳的癌痛患者，可以采用皮下、静脉或者其他给药方式。

鉴于患者个体差异，以及不同患者疼痛部位、疼痛程度和疼痛性质不同，癌痛患者所需镇痛药物的剂量也存在较大差异。且晚期恶性肿瘤患者病情复杂多变，因此，必须设计个体化的精准镇痛方案。

患者自控镇痛是一种由医护人员根据患者疼痛程度和身体情况，预先设置镇痛药物的剂量，再交由患者"自我管理"的一种疼痛处理技术，当意识到疼痛时，患者可以通过自控按钮将一次镇痛药物注入体内，从而达到止痛目的。与传统的口服及肌肉注射镇痛药相比，自控镇痛具有起效迅速、血药浓度波动小、镇痛效果好、按需给药、个体化程度高等优点，被广泛应用于术后镇痛及癌痛治疗。

7.2 自控镇痛的给药形式

自控镇痛有多种给药形式,包括皮下、静脉、硬膜外、蛛网膜下腔给药等。其中,患者静脉自控镇痛(patient controlled intravenous analgesia, PCIA)是应用最多的一种自控给药途径。PCIA通过外周或中心静脉穿刺将镇痛药物以静脉输注的方式注入,操作简便,并发症较少,护理相对容易,患者依从性高,适合癌痛患者阿片类药物的滴定及持续镇痛,方便居家治疗。因此,PCIA在癌痛的治疗中越来越普及。

7.3 自控镇痛的适应证和禁忌证

7.3.1 适应证

PCIA可用于癌痛患者的滴定、转换及维持治疗,适用于以下情形。

(1)无法通过消化道给药或有胃肠道消化吸收功能障碍的患者,如存在吞咽困难、消化道梗阻、消化道水肿、消化道出血、胃肠造瘘或肿瘤治疗导致严重恶心呕吐等。

(2)对难治性癌痛患者,经规范的三阶梯药物治疗1~2周,疼痛缓解仍不满意,或出现不可耐受药物不良反应的中重度疼痛患者。

(3)爆发痛频繁(每日不低于5次)的患者。

7.3.2 禁忌证

(1)患者意识不清或缺乏沟通能力,无法正确理解自控镇痛含义。
(2)患者不愿意行PCIA。

7.4 PCIA的药物用量

由于癌痛患者药物用量差异较大,需要进行个体化调整,因此推荐PCIA使用精确度较高的电子微量泵,以便精准调整各项参数。

医护人员可以根据患者实际情况设定好剂量参数，交由患者"自控管理"。剂量参数包括以下几项。

（1）持续输注的剂量参数，又称持续输注剂量。其目的是维持最低有效血药浓度，减少患者自控给药次数，降低背景疼痛强度。

（2）单次给药剂量，又称自控剂量。指患者通过自控按钮单次给药的剂量。理想的单次给药剂量应该保证患者每次给药都能有效缓解疼痛，但又不会由药物过量引起过度镇静、嗜睡等不良反应。

（3）锁定时间。指两次自控给药之间最短的时间间隔，目的是防止用药过量。PCIA锁定时间通常为5~30 min，时间过短会增加药物过量风险，时间过长可能导致镇痛不足。

（4）负荷剂量。指开始使用PCIA时，为快速达到镇痛效果而给予的镇痛药物剂量，一般设置为患者每日所需阿片类药物总量的10%~20%。

（5）最大用药量。指静脉输注系统1 h内可给予的最大药物剂量，目的是防止患者过量用药，保证用药的安全性。

以上参数可根据患者镇痛需求灵活设置。目前最常采用的给药方式有两种：设置持续背景剂量输注联合单次给药剂量；无背景剂量下单纯自控给药。目前缺乏明确的数据来证明哪种给药方式更安全或有效，可以根据患者的具体情况来决定最适合的给药策略。目前笔者推荐采用持续背景剂量进行药物输注。

7.5 选择合适的镇痛药物

选择合适的镇痛药物是保证镇痛效果的基础。由于癌痛患者止痛药物的种类、浓度及药物输注速率都需要根据患者具体情况进行个体化调整，临床上一般推荐起效快、作用强度高的强阿片类药物作为PCIA的镇痛药物，如吗啡、氢吗啡酮、舒芬太尼、芬太尼等。在癌症终末期，使用单一阿片类药物止痛效果不佳时，也可以联合应用镇静药物，如右美托咪啶等。但需要注意的是，阿片类药物与镇静药物联合应用，有增加呼吸抑制或过度镇静的风险。PCIA用药原则有以下几点。

(1) PCIA药物滴定。

癌痛患者使用PCIA时需要进行阿片类药物滴定，以便应用最低药物剂量达到最佳止痛效果，同时使不良反应最小。滴定应遵循小剂量起始、逐渐增量的原则。目前常用的滴定方式包括单纯单次给药和持续输注联合单次给药。

(2) PCIA维持治疗。

PCIA滴定成功后，可转入维持治疗。维持治疗时建议采用"背景剂量+单次给药剂量"的方式。推荐背景剂量为每小时平均给药剂量（即每天总药量÷24），单次给药剂量一般为每日总药量的10%~20%，每小时极限量为背景剂量加4~6个单次给药剂量。若后续疼痛控制不佳，可根据患者疼痛总体缓解情况调整PCIA的背景剂量：若患者NRS评分不高于3分，可维持当前背景剂量不变；若NRS评分为3~6分（不包括3分和6分），背景剂量可以增加25%~50%；若NRS评分高于6分，背景剂量可增加50%~100%。24 h后再进行评估，调整剂量，直至取得满意的镇痛效果。

PCIA原则上阿片类药物剂量是没有上限的，但患者24 h内等效静脉吗啡剂量超过100 mg时，考虑存在大剂量阿片类药物耐受，应考虑更换PCIA药物，或加用其他辅助镇痛药，或改变给药途径，如硬膜外给药、鞘内给药等。当以注射器作为贮液容器持续给药时，吗啡溶液应用时间一般不超过7 d（超过7 d需重新配药），氢吗啡酮溶液不超过10 d。当以电子微量泵配套的一次性储药盒为贮液容器时，吗啡不超过10 d，氢吗啡酮不超过15 d。

7.6　PCIA不良反应处理

PCIA应用过程中的不良反应包括穿刺部位出血、感染及导管堵塞等，可以根据患者的实际情况对症处理。短期使用PCIA可选用外周静脉，对于需要长期应用的患者，推荐选择经外周静脉穿刺中心静脉置管（PICC）或植入输液港等。要定期对静脉通路进行常规护理，避免导管堵塞。注意保护穿刺部位，保持周围皮肤干燥清洁，避免由剧烈活动导致穿刺针移位或者穿刺部位感染。配置PCIA药物时，同样需注意无菌操作，同时注意排空储药盒及连接导管内的空气，避免空气进入患者血管而导致空气栓塞。

7.7 癌痛患者PCIA居家治疗

鉴于目前医疗资源的紧张性和医疗条件的局限性，居家镇痛已成为医院、患者及其家属的共同心愿。PCIA操作简单、使用方便，由于药物装载于可编程的电子微量泵中，相较于口服或其他剂型更不容易误用和滥用，所以更适合癌痛患者的居家治疗。对于口服困难、胃肠道存在吸收障碍或爆发痛频繁的癌痛患者，PCIA可作为居家镇痛的首选方案。PCIA居家治疗需要取得患者及其家属的知情同意。

在出现以下情况时需要及时就诊，以避免延误病情。

（1）疼痛或者疾病出现突然变化（如原有疼痛突然加重、出现新发部位的疼痛或出现新的伴随症状，如肠梗阻等）。

（2）设备故障或血管堵塞。

（3）药物即将输注完毕。尤其需要强调的是，居家治疗期间，患者及其家属除更换电池和按压自控按键之外，不得擅自调整镇痛参数，以免造成输注意外。

第8章 高流量呼吸湿化治疗仪

8.1 经鼻高流量湿化氧疗

经鼻高流量湿化氧疗（HFNC）是近年来在临床上被广泛应用的一种先进呼吸支持技术。这一技术通过空氧混合装置、湿化治疗仪、高流量鼻塞及连接呼吸管路实现，为患者提供恒定的吸氧浓度（21%~100%）、精确的温度控制（31~37 ℃）和适宜的湿度，以及高流量（8~80 L/min）的气体。这种通过鼻塞进行的氧疗方式，因其舒适性而受到患者的青睐。它不是一个大号的电风扇，更像一个简配版的呼吸机。图8.1所示为高流量呼吸湿化治疗仪。

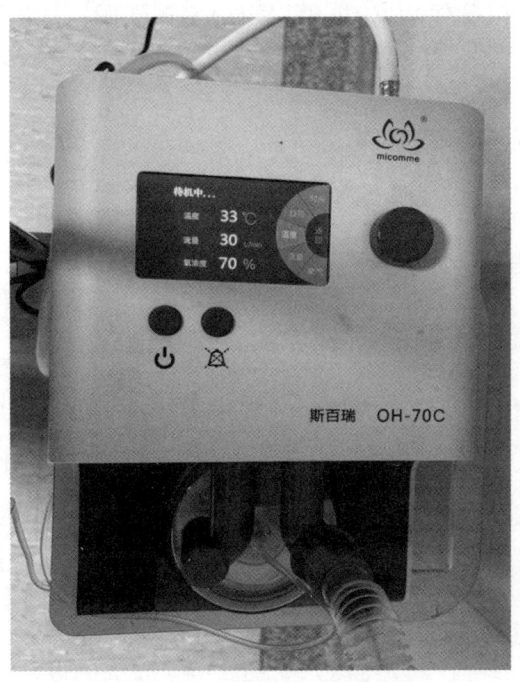

图8.1 高流量呼吸湿化治疗仪

8.2 经鼻高流量湿化氧疗的疗效

经鼻高流量湿化氧疗的疗效主要体现在以下几个方面。

8.2.1 呼气末正压（PEEP）效应

当HFNC以高流速输送气体时，气体在患者呼气末能够产生一定的压力，这种压力有助于保持肺泡在呼气时持续开放。肺泡的开放对于气血交换至关重要，因为肺泡是氧气进入血液和二氧化碳排出体外的关键部位。通过维持肺泡开放，HFNC能够促进肺泡复张，增加肺泡的有效通气面积，从而提高氧气交换的效率。

然而，HFNC在设计上允许一定程度的漏气，以提高患者的舒适度和安全性。当患者闭口呼吸时，HFNC能够较好地维持PEEP水平，但如果患者张口呼吸，气体的漏气量会增加，这可能导致PEEP水平不稳定。

因此，在使用HFNC时，医护人员需要密切观察患者的呼吸状态，尤其是口腔的开合情况，以确保PEEP能够稳定地发挥作用，从而更好地支持患者的呼吸功能。

8.2.2 生理死腔冲刷效应

HFNC提供的高流速空氧混合气体能冲刷上呼吸道的生理无效腔，减少患者吸气时二氧化碳的再吸入，改善通气效率。

8.2.3 维持黏液纤毛清除系统功能

HFNC的恒温恒湿特性，为呼吸道提供了接近生理条件的气体环境，减少了干冷气体对呼吸道黏膜和黏液纤毛系统的不利影响。相比普通氧疗，HFNC能显著减轻鼻、口腔和咽喉干燥，有助于痰液的稀释和排出，维护呼吸道上皮细胞与纤毛的功能，提高患者的整体舒适度，并降低呼吸道感染的风险。

8.2.4 降低上气道阻力和呼吸功

HFNC通过提供与患者吸气需求相匹配的高流量气体，能减少吸气时的阻力,同时避免患者对吸入气体进行加温加湿的额外代谢消耗。与传统低流量氧疗相比,HFNC能够提供稳定的吸氧浓度,不受呼吸频率、流速和形态的影响。这不仅能改善患者的氧合状态,还能使呼吸更加轻松,减轻呼吸肌的负担,尤其在PEEP的作用下,能进一步降低呼吸功。

综上所述,HFNC通过这些机制,能使呼吸衰竭患者(包括恶性肿瘤晚期患者)的呼吸困难得到显著缓解,具有积极的治疗作用。

8.3 高流量呼吸湿化治疗仪与无创呼吸机的比较

高流量呼吸湿化治疗仪与无创呼吸机在呼吸治疗领域各有其独特的优势。下面将两者进行比较,以阐述高流量呼吸湿化治疗仪的优势。

8.3.1 舒适度与耐受性

高流量呼吸湿化治疗仪使用鼻导管作为患者接口,鼻导管的柔软设计提供了较高的舒适度,能减少患者的焦虑和不适感。同时,由于不需要密封装置,患者在治疗过程中享有较高的口腔自由度,有利于长时间使用。

无创呼吸机需使用面罩、鼻罩或鼻咽罩等装置,虽然也能取得治疗效果,但患者需要密封这些装置以确保气体流向受限于预设的通气压力,这可能会给患者带来一定的不适或压迫感,特别是某些患者使用面罩时会感觉到闷喘及呼吸困难。

8.3.2 适应证与适用性

高流量呼吸湿化治疗仪在临床上适用于早期呼吸衰竭或轻至中度的低氧血症等轻症患者,如肺炎、慢阻肺等。它能提供显著的氧合和一定程度的呼气末正压,可有效改善患者的氧合能力。

无创呼吸机更适用于慢性呼吸衰竭、急性呼吸窘迫综合征、心源性肺水肿等重症患者。它通过正压通气帮助扩张肺部并改善气体交换,但对于轻中度患者可能不是最好的选择。

8.3.3 操作简便性

高流量呼吸湿化治疗仪操作非常简单，患者和医护人员都能迅速掌握其使用方法。这种易用性特别有利于紧急情况下的快速治疗启动和参数调整。正因为这些特点，高流量呼吸湿化治疗仪的应用范围非常广泛，不仅适用于一二三级医院的相关科室，也适合在养老机构中使用。

无创呼吸机虽然也具备较高的自动化程度，但其参数设置和调整可能相对复杂一些，只有让经过培训的人员为患者佩戴面罩，才能保证其密闭性，可见，无创呼吸机需要更专业的有经验的医护人员进行操作和监控，应用范围受限。

8.3.4 安全性与疗效

高流量呼吸湿化治疗仪在提供高流量、高湿度和高温度的气体时，能有效减少呼吸道干燥和痰液黏稠等问题，降低感染风险，提高治疗效果。

无创呼吸机同样具有较高的安全性，但在使用过程中需要密切监控患者的生命体征和通气效果，以避免发生潜在的并发症。如患者出现意识不清、呼吸对抗、气道梗阻等状况，需及时处理。

8.4 HFNC的参数设置及撤离标准

8.4.1 参数设置

对于Ⅰ型呼吸衰竭，初始气体流量设置为30~40 L/min，逐步调整吸入氧浓度（FiO_2）以维持脉氧饱和度（SpO_2）在92%~96%，并根据血气分析结果进行动态调整。若氧合目标未达成，可逐步增加流量至最高100 L/min，并调整FiO_2。温度应设置在31~37 ℃，并根据患者的舒适性、耐受度及痰液黏稠度进行调节。

对于Ⅱ型呼吸衰竭，初始气体流量设置为20~30 L/min，并根据患者耐受性进行调整。在二氧化碳潴留明显的情况下，流量可增至45~55 L/min或更高，以患者耐受的最大流量为准。FiO_2的调整目标是维持SpO_2在88%~92%，同样需要结合血气分析动态调整。温度设置与Ⅰ型呼吸衰竭相同。

8.4.2 撤离标准

当原发病得到控制,并且吸气流量降至低于 20 L/min 且 FiO_2 低于 30% 时,可以考虑撤离 HFNC。

8.5 使用中的注意事项

(1)在开始治疗前,应充分与患者沟通,说明治疗目的,并取得患者的配合。建议患者采用半卧位或头高位(高于20°)。

(2)选择合适的鼻塞型号,推荐使用小于鼻孔内径50%的鼻导管。

(3)严密监测患者的生命体征、呼吸形态及血气分析,及时进行针对性调整。

(4)对于张口呼吸的患者,应指导其闭口呼吸。若患者不能配合或有特殊情况,可使用转接头将鼻塞转变为鼻/面罩方式。

(5)对于舌后坠且HFNC效果不佳的患者,可先使用口咽通气道打开上气道,然后将HFNC鼻塞与口咽通气道连接。

(6)避免湿化过度或不足,注意气道分泌物的变化,并按需吸痰,防止痰堵和窒息。

(7)注意管路中可能出现的积水并及时处理,以防误入气道引起呛咳和误吸。

(8)如果出现患者无法耐受的异常高温,应立即停机检查,避免气道灼伤。

(9)为克服呼吸管路阻力,建议最低流量设置不低于 15 L/min。

(10)调整鼻塞固定带的松紧,避免过紧导致皮肤损伤。

(11)使用过程中,如机器报警,应立即检查并处理,直至报警消除。

(12)遇到机器故障或报错,应立即更换设备,并记录错误代码以便售后维修,不得继续使用报错的机器。

8.6 感染预防控制

使用完毕后,应对HFNC装置进行终末消毒,使用仪器自带的消毒回路进行内部消毒。HFNC的表面应用75%酒精或0.1%有效氯擦拭消毒。鼻导管、湿化罐及管路均为一次性器材，使用后应按照医疗垃圾进行处理。

8.7 高流量呼吸湿化治疗仪的关键作用

高流量呼吸湿化治疗仪作为无创伤治疗方法，为恶性肿瘤晚期患者提供了一系列潜在的益处，特别是在缓解呼吸困难方面。以下是HFNC在这一领域的几个关键作用。

（1）改善氧合。HFNC通过提供高流量的加温湿化氧气，有助于提高恶性肿瘤晚期患者的血氧饱和度，缓解低氧血症。

（2）减少二氧化碳再吸入。HFNC能够冲刷生理性解剖学死腔，减少患者吸气时二氧化碳的含量，从而可能改善呼吸窘迫。

（3）维持黏液纤毛清除系统功能。通过提供恒温恒湿的气体，HFNC有助于维持呼吸道黏膜的健康，增大呼吸道的湿润度，稀释黏稠的痰液，促进痰液的排出，减少呼吸道感染的风险。

（4）降低气道阻力和呼吸功。HFNC可以提供一定的压力，减少患者吸气时的阻力和呼吸所需的做功，使呼吸更为舒适。

（5）提供姑息治疗。对于恶性肿瘤晚期患者，HFNC可以作为一种姑息的吸氧治疗手段，提高患者的舒适度和生活质量，减轻呼吸困难症状。

（6）个性化治疗。HFNC允许根据患者的具体情况调节流量、温度和氧浓度，实现个性化治疗。

（7）提高耐受性和依从性。与传统氧疗相比，HFNC提供了更舒适的用户体验，患者更易接受。

（8）适应证广泛。除了恶性肿瘤晚期患者，HFNC还适用于轻至中度Ⅰ型呼吸衰竭、急性呼吸窘迫综合征（ARDS）、肺炎有呼吸窘迫及低血氧等症状。

（9）非侵入性治疗。HFNC作为一种非侵入性治疗手段，对于那些不耐受或有禁忌使用无创正压通气的患者来说，是一个很好的选择。

需要注意的是，虽然HFNC提供了许多潜在益处，但其在恶性肿瘤晚期患者中的应用仍需根据患者的具体情况和临床医生的评估来确定。此外，HFNC设备的正确使用和维护也是确保治疗效果和患者安全的关键。

第9章 恶性蕈状的处理

9.1 恶性蕈状伤口

恶性蕈状伤口是由癌性组织侵入周围皮肤、淋巴和血管引起的一种严重皮肤病变。这种伤口可以出现在身体的任何部位,通常表现为火山口状的溃疡或菜花状的凸起结节,有时这两种形态会同时出现,并伴有周围皮肤的浸润和炎症。恶性蕈状伤口生长迅速,会对皮肤造成严重损伤,且愈合困难,它们也被称为蕈状伤口、皮肤恶性坏死或肿瘤坏死。

这种伤口的主要特征是恶臭、坏死和渗出,这些症状严重影响患者的生活质量。恶性蕈状伤口不仅会对患者的身体造成影响,而且会对他们的心理和社交生活产生极大的影响,还会给患者的家人和朋友带来压力。

面对这种顽固的"敌人",当进行姑息治疗时,治疗的重点应是减轻患者的痛苦和不适,控制症状,以最大限度地减少伤口对患者日常生活的影响。通过提供适当的护理和支持,可以提高患者的舒适度和生活质量,帮助他们更好地应对这一挑战。

9.2 伤口评估

蕈状伤口因其独特的外观和复杂性,要求医护人员在评估和处理时采取个体化措施。由于伤口的多变性,对其进行准确评估常常具有挑战性,因此,医护人员需要具备扎实的临床评估技能,熟悉各种敷料产品的功能及局限性。

敷料的正确应用不仅对伤口愈合至关重要,而且会显著影响患者的整体生活质量。因此,全面的评估是患者护理中不可或缺的一环。这种评估应该是持续的,涵盖患者的身体状况、营养摄入、心理和精神状态、文化和社会需求,以及伤口的具体情况。

此外，鼓励患者参与自我评估同样重要。包括他们对伤口的处理方式、应对策略、自我护理能力，以及伤口对他们生活质量和家庭的影响。患者的参与对于制订以患者为中心的治疗计划至关重要。这样的计划应综合考虑患者和医护人员的观点和需求。

9.3 操作前的准备

换药应该选择患者整体状态最佳时进行，以减少不适的感觉。为了确保患者在换药过程中尽可能感到舒适，建议在换药前至少30分钟给予止痛药，这样当换药开始时，止痛药可以达到最佳止痛效果。

换药应在通风良好的环境中进行，以保持空气新鲜，减少异味。此外，选择一个让患者感到放松和舒适的体位，以及在有音乐或其他辅助疗法的环境中进行换药，可以进一步帮助患者放松，提高换药过程的舒适度。

如果在换药过程中患者感到任何不适，应立即停止操作。必要时，可以给予额外的镇痛措施，并让患者休息，直到他们准备好再次开始。重要的是，只有在患者同意的情况下，才应继续或恢复换药操作。

通过这种方式，可以确保换药过程既安全又满足患者的舒适和需求。

9.4 选择恶性伤口敷料

在选择用于恶性伤口的敷料方面，目前还没有统一的标准。对于新产品，需要进行仔细和客观的评估，并与传统的金标准进行比较。由于缺乏明确的选择依据，在选择敷料时需要具备创造性和选择性。市场上针对恶性伤口的敷料产品有限，且往往没有考虑到伤口的具体尺寸和形状。替代方案包括各种类型的敷料、造瘘袋和其他异形产品。

在选择敷料时，重点是要与患者进行沟通，了解他们的需求和偏好。最适合伤口的敷料可能并不是患者最愿意接受的。医护人员需要保护患者的尊严，以一种不显眼的方式包扎伤口，同时获得患者的认可。在可能的情况下，应避免使用笨重的敷料，而选择接近皮肤颜色的敷料，这样可能更容易被患者接受。此外，巧妙地使用衣物来遮盖受影响的部位也是一种有效的方法。

恶性伤口通常需要多层敷料覆盖。最内层应是非黏性的敷料，不会在去除时造成组织损伤，同时允许水分渗透到第二层。在评估伤口后，可以将接触层敷料留在原位一段时间，同时更换外部敷料，这样更容易被患者接受，并且性价比高。第二层或后续层的敷料应具有高吸收性，尺寸适中，外观美观，容易被患者接受。理想情况下，敷料应该能够放置较长时间，以减少换药时给患者带来的不适和不便。

在选择恶性伤口敷料时，理想的敷料应具备以下特性：

（1）透气性好；
（2）保护伤口免受污染；
（3）去除敷料时不会引起疼痛或粘连脱皮；
（4）患者容易接受；
（5）对于严重渗出的伤口具有高吸水性；
（6）性价比高；
（7）尽可能减少更换的次数。

9.5　与蕈状伤口相关的最常见症状

与蕈状伤口相关的最常见症状是大量渗出物、恶臭、出血、疼痛和瘙痒。

9.5.1　渗出物

当皮肤受到损伤而导致完整性受损时，身体会启动炎症反应来应对。在这一过程中，组胺等炎症介质会增加毛细血管的渗透性，从而促进电解质、营养素、蛋白质、生长因子、基质金属蛋白酶、血小板和微生物向伤口区域移动。这些物质在伤口处形成渗出物，对于伤口愈合至关重要。渗出物不仅为创面提供必要的营养，而且有助于自溶清创过程，促进上皮细胞的形成，使细胞能够顺利穿过伤口床，加速愈合。

然而，恶性蕈状伤口具有一个显著特点，即会产生大量的渗出物。这种过量的渗出物是伤口内毛细血管通透性的异常增加，可能是肿瘤内部的血管紊乱、细菌蛋白酶引起的坏死组织自溶，以及与感染相关的炎症过程共同作用的结果。这些因素共同导致伤口处液体积聚，影响伤口的正常愈合过程。

对有大量渗出物的伤口进行有效的临床处理至关重要，这不仅有助于减少伤口的恶臭，降低渗出物渗漏到衣物和床上用品的风险，还能显著提升患者的舒适度和自信心。如果敷料发生渗漏，患者可能会感到尴尬、焦虑和不洁，这些负面情绪可能导致抑郁和社交隔离，从而对他们的整体生活质量产生负面影响。

此外，未能有效控制伤口渗出还会导致护理干预的频率增加，以及对伤口管理产品和医疗资源的需求上升，这不仅会增加医疗支出，也可能给医疗系统带来负担。

每次换药时，医务人员应详细记录并描述渗出物的具体情况，包括其外观和量。了解渗出物的存在及其特征，对于理解伤口的愈合过程至关重要。渗出物的任何变化都可能指示需要调整患者的伤口处理计划。

评估渗出物水平的传统方法通常是基于其量来分类，如"低""中等""高"，或者使用"+""++""+++"来表示。然而，这种分类方式可能存在主观性，因为不同的评估者可能对渗出物量的判断标准存在差异。

为了提高评估的准确性和一致性，建议采用更具体和量化的方法来记录渗出物的量，如使用标准化的量表或测量工具。这样可以帮助医护人员更客观地评估渗出物的变化，并据此制订或调整伤口护理方案。

渗出物的管理是护理中的一个重要环节，包括以下两个方面。

9.5.1.1　局部负压治疗

局部负压技术通过施加负压来吸引伤口中的液体。尽管这种方法可能有助于提高细胞活性，但通常不建议用于恶性伤口。然而，在生命末期护理中，作为一种常规敷料的替代方案，考虑使用持续负压引流是可行的。局部负压有助于改善患者的生活质量，因为它可以处理渗出物、气味和疼痛这三种换药过程中最具挑战性的症状。

9.5.1.2　伤口周围皮肤的保护

渗出物如果长时间接触皮肤，可能会导致表皮细胞受损，甚至增加伤口面积。慢性伤口的渗出物具有更强的腐蚀性，可能对周围皮肤造成更多损害。为了保护皮肤，可以使用水胶体敷料或半透膜来覆盖伤口，这不仅可以保护皮肤，而且能帮助固定第二层敷料。在使用敷料前，应用非乙醇类皮肤保护膜，这有助于保护皮肤免受过多渗出物的损害，并有助于黏合性敷料形成良好的密封。理想情况下，应在皮肤受损前使用保护膜，因为疼痛和皮肤损伤可能会影响敷料的黏附性。此外，使用无创敷料、弹性绷带、网状或管状绷带等固定敷料的方法，也可以减少对皮肤的损伤。

9.5.2 恶臭

恶性伤口产生的恶臭是令患者感到最痛苦的症状之一，对他们的生活质量有着不良的影响。这种恶臭不仅会引起恶心、呕吐和干呕，还可能导致食欲减退和体重减轻，进而在患者需要良好营养支持时引发营养不良。因此，在这种情况下，将患者转介给营养师是非常有益的。

恶臭还会带来尴尬和排斥感，使患者感到与社会隔离，甚至可能导致抑郁。在这种情况下，家人和朋友的支持对于帮助患者应对疾病进展带来的身体和心理影响至关重要。

恶臭的来源可能包括坏死的、血供不良的组织，病原微生物的感染，大量渗出物或敷料中残留的渗出物。伤口中的细菌，尤其是厌氧菌（如梭状芽孢杆菌）及需氧菌（如变形杆菌、克雷伯菌和假单胞菌），是产生恶臭的主要原因。这些细菌在失活和坏死组织中繁殖，产生挥发性物质，导致恶臭。

然而，气味的量化和描述是非常主观的，这使得对伤口和敷料效果的评估变得困难。目前缺乏对伤口恶臭的管理方法，导致对这一问题的处理存在巨大的挑战。恶臭处理是护理中的一个重要环节，包括以下两个方面。

9.5.2.1 清创

处理恶性伤口恶臭时，控制气味和病因治疗是关键。清创可以降低细菌浓度，但应基于伤口评估，并遵循治疗目标和患者偏好。由于恶性伤口通常较为脆弱且容易出血，因此通常不推荐手术或彻底清创。此外，外科清创可能存在促使恶性细胞扩散的风险。因此，自溶清创或酶促清创通常是首选。然而，清创过程中可能增加渗出物的量，需要考虑其对患者的影响。

9.5.2.2 甲硝唑的使用

若怀疑伤口感染,应进行伤口分泌物培养并获取药敏结果。甲硝唑是一种合成药物,通过与细菌DNA结合来阻止其复制,从而减少细菌负荷。

甲硝唑用于治疗深部组织感染引起的恶臭,疗程为5~7 d。如果观察到部分疗效,可考虑延长疗程。然而,患者可能会出现恶心和神经系统不良反应,且气味减少可能仅持续几天。若伤口处血液供应受损,甲硝唑的效果可能降低。

局部使用甲硝唑可以避免口服药物的副作用。0.75%甲硝唑凝胶可直接涂抹在伤口上,尤其适用于有大量坏死组织的情况。应每天涂抹1~2次凝胶于溃疡面,连续涂抹7 d。如果观察到部分疗效,可考虑继续使用7 d。

甲硝唑凝胶可以单独使用,也可以与全身治疗结合,以更有效地处理恶臭伤口。凝胶能促进坏死组织自溶和脱落,有助于加速伤口清创。

9.5.3 出血

肿瘤诱导的血管生成和凝血病会导致血管壁变薄,导致容易出血并降低凝血功能。随着肿瘤的进展,血管可能会被肿瘤或周围的坏死组织侵蚀,在去除敷料时,有可能会增加自发性出血或创伤性出血的风险。

患者的整体健康状况会增加出血的风险,如血小板功能异常和维生素K缺乏。现有并发症的系统性凝血病会加剧恶性伤口的脆弱性。

出血量可能很小,也可能很大。对于难以控制的大出血,患者可能需要住院。这对于患者及其家属来说是非常可怕的,也是具有挑战性的,还会引起护理人员对处理他们伤口处敷料的紧张和担忧。即使伤口有轻微的渗血,患者也可能会感到焦虑和恐惧。

肿瘤可能会侵蚀主要血管,导致灾难性的致命大出血。但致命的大出血很少发生。它最有可能发生在与颈动脉相邻的头颈部肿瘤,或与股动脉相邻的腹股沟肿瘤中。这对于所有参与护理的人员来说都是非常痛苦的。如果认为有可能发生大出血,应提前做好准备。如果可能的话,应该与患者及其家属一起制订计划,同时使用深色床单和深色毛巾。给患者服用镇静药物,如皮下注射的苯二氮䓬类药物,并应该提前开具处方。

大部分关于恶性伤口出血管理的文献都是规范性的，很少有干预措施的经验证据。

处理出血伤口时，要注意以下几个方面。

（1）如果存在感染迹象或症状，应考虑使用抗生素——受感染的伤口更容易出血。

（2）应监测患者的血液，以确保不会因伤口出血而出现贫血。

（3）考虑是否进行放疗、化疗、烧灼或栓塞电化学疗法或手术，取决于患者缓和医疗的目标。

（4）如果敷料黏附在伤口上，请轻轻地将它们浸湿取下，检查敷料，包括非黏性敷料。

（5）如果有需要，应使用生理盐水轻轻冲洗伤口，而不是擦拭，避免引起进一步的创伤。

（6）如果发生出血，最初的干预应该是对该区域直接按压10~15 min。

9.5.4 疼痛

本部分将集中讨论对急性非周期性和急性周期性疼痛的处理，尤其是与恶性蕈状伤口相关的疼痛。患者普遍认为，疼痛严重影响了他们的生活质量，慢性伤口成为生活中极为痛苦的一部分。疼痛不仅带来身体上的困扰，还会影响患者的心理、社会和精神健康，限制其日常活动和社交，甚至引发焦虑和抑郁。

患者可能遭受以下三种类型的躯体疼痛。

（1）非周期性急性疼痛。通常发生在彻底清创手术过程中。

（2）周期性急性疼痛。定期发生，可能与伤口护理有关，如换药时的操作性疼痛，或与运动和活动有关的偶发疼痛。

（3）慢性疼痛。与伤口处理无关的持续疼痛。

恶性伤口疼痛的感觉可能由多种因素引起，包括肿瘤压迫、神经损伤、神经末梢暴露、反复感染、淋巴及毛细血管引流受损，以及不当的伤口护理操作和敷料选择。在换药过程中，尤其是去除敷料时，患者常经历剧烈疼痛。

为了正确管理疼痛，全面准确地评估患者所经历的疼痛及其对生活质量的影响至关重要。应使用有效和可靠的评估工具（如视觉模拟量表）来评估疼痛的类型、频率和持续时间，并确定疼痛的加重和缓解因素，以便制订适当的管理计划。这一评估过程应持续进行,以便根据需要监控和调整镇痛效果。

医务人员应采取富有同情心的护理方法,向患者解释换药的预期结果,并提供疼痛最小化策略。压力和焦虑的增加会降低患者对疼痛的耐受性,形成恶性循环。预期疼痛是一个重要问题,高度焦虑的患者可能会预感到更多疼痛。如果首次换药时疼痛管理不足,可能会影响患者对未来疼痛管理的信心。

鼓励患者参与自己的护理过程,在适当情况下自行揭开敷料,赋予患者一定的控制权和自主权。患者应知道,如有需要,他们可以要求在换药期间定期休息,并在感到不适时表达出来。

疼痛管理策略包括以下几个方面。

(1)尽量减少换药次数,避免造成痛苦和创伤。

(2)小心去除敷料,遵循制造商的说明,避免损伤。

(3)考虑使用医用黏合剂去除剂,避免使用可能引起疼痛的传统敷料。

(4)观察感染迹象,并给予适当治疗,因为感染可能增加疼痛。

(5)使用合适温度的溶液冲洗伤口,避免不必要的擦洗。

(6)在换药前30~60 min进行镇痛,无论是全身性还是局部用药,以获得最佳效果。

9.5.5 瘙痒

瘙痒是癌症晚期患者面临的最令人烦恼的症状之一,严重影响患者的生活质量。严重的瘙痒可能导致患者搔抓至皮肤出血,而这种症状通常难以治愈,因为肿瘤活动本身可能是瘙痒的常见原因。瘙痒不仅会造成身体不适,还可能引发焦虑、抑郁和失眠,进一步降低患者的生活质量。

瘙痒感可能非常剧烈,患者常将其描述为一种爬行感。这种感觉可能是肿瘤导致皮肤拉伸,刺激真皮和表皮边缘的神经末梢,从而引发一系列生化反应。

治疗瘙痒的方法包括使用合适的敷料和药物。尽管抗组胺药物对于顽固性瘙痒或恶性伤口瘙痒可能无效,但三环类抗抑郁药和帕罗西汀可能具有一定的疗效。然而,这些药物的潜在毒性可能会限制它们的使用。

此外,水凝胶敷料能够保持皮肤水分充足,并具有降温效果,有助于缓解瘙痒。含水乳膏的薄荷醇水溶液可以每天涂抹1~2次于发痒的皮肤上,但应注意避免直接涂抹在伤口上，否则会造成刺激或损伤。

总之，治疗癌症晚期患者的瘙痒需要综合考虑药物治疗和外用敷料，同时注意避免可能产生的副作用和皮肤损伤。通过合理的治疗策略，可以有效地改善患者的瘙痒症状，提高他们的生活质量。

9.6 操作后的注意事项

在伤口的后续护理中，敷料的更换至关重要。当敷料湿透，即表面或边缘出现脏污和潮湿，或者发生伤口渗出物的渗漏时，应按照敷料包扎的指导实践说明进行处理。医疗团队应在此时取下敷料，检查伤口情况，而护士应在场陪同，确保操作得当，并重新使用合适的敷料进行包扎。

敷料更换及伤口状况的任何更改，都应在患者的病历或伤口护理计划中详细记录。记录内容应包括：渗出物的量和颜色；伤口是否有炎症、感染或异味的迹象；伤口的总体外观；伤口周围皮肤的状况；换药过程中患者所经历的疼痛情况。

此外，根据伤口的当前状况和护理记录，应相应调整下一次换药的管理计划，确保护理措施能够满足患者的需求并促进伤口愈合。

9.7 营养需求

恶性蕈状伤口患者由于伤口的持续渗出，可能会面临营养不良和脱水的风险。伤口渗出的蛋白质损失会增加患者的额外营养需求。此外，疾病过程中的恶心或伤口的异味可能进一步导致患者食欲不振，影响营养摄入。

鉴于患者较高的代谢需求，规律的进食变得尤为重要。为了满足这些需求，可能需要考虑为患者提供营养补充。特别是恶性蕈状伤口的分泌物量大，这不仅增加了患者对蛋白质的需求，也增加了摄入额外液体的需求，以降低脱水的风险。

为了应对这些挑战，建议采取以下几项措施。

（1）定期评估患者的营养状况，监测体重和营养指标。

（2）提供高蛋白质、高热量的饮食，以满足患者增加的营养需求。

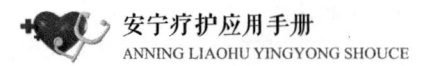

（3）鼓励患者定时进食，并在必要时提供小而频繁的餐点。

（4）考虑使用营养补充剂或口服营养补充液，以帮助患者达到所需的营养摄入量。

（5）监测患者的水分摄入和尿量，确保充足的液体摄入，预防脱水。

（6）根据患者的口味和偏好调整饮食，以提高食欲、增加营养摄入。

通过这些措施，可以帮助恶性蕈状伤口患者改善营养状况，降低营养不良和脱水的风险，从而提高患者的生活质量和伤口愈合的可能性。

第10章 芳香疗法

芳香疗法作为中医疗法中历史悠久的保健方法，主要通过使用天然植物的芳香成分来改善疾病症状或不适反应。尽管中医学说中没有明确的芳香疗法名称，但芳香治病的理论广泛存在。中医认为，具有芳香气味的植物或药物有散发走窜的特性，能够辟秽、化湿、开窍等。

中医芳香疗法通常将辛香中药材炮制成粉末后装入衣物或香囊中，或直接贴敷于肌肤，以达到快速渗透和改善不适的效果。这种疗法的剂型多样，包括熏香和药末等，通过涂抹、洗浴、敷贴、熏蒸等方式使用，能够激发细胞修复潜能，调理气血循环，加快毒素排除，消炎杀菌，保养皮肤。

10.1 芳香疗法在临终患者安宁疗护中的应用

在临终患者的安宁疗护中，芳香疗法主要在以下几个方面发挥作用：首先，改善和缓解癌性疼痛，提高患者的身心舒适度，降低应激反应；其次，改善焦虑、抑郁等负面情绪，通过芳香疗法的非药物疗法特性，放松情绪，提高睡眠质量，减轻情绪上的负面影响。临床研究结果表明，芳香疗法联合穴位按摩能有效改善肝癌患者的负面情绪，其原因在于芳香物质能够刺激大脑边缘系统，调节情绪，释放与抑郁症相关的神经递质（如5-羟色胺），从而缓解不良情绪状态。

中医芳香疗法的精油，如薰衣草、檀香、柠檬等，通过穴位按摩或呼吸方式加速吸收，作用于神经系统、消化系统和内分泌系统，减轻癌症患者的负面情绪，提高预后。中医认为，芳香药施于窍，随血脉运行，平衡生理和心理功能。精油的吸入和按摩可以激活神经化学物质，发挥镇静放松的作用。精油的温热和寒凉属性分别对应不同的生理反应，如薰衣草的镇静催眠效果、佛手柑精油的安抚作用、姜油的控制恶心呕吐效果。

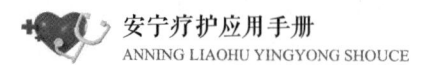

尽管芳香疗法在短期内能显著改善患者的情绪和疼痛,但长期使用效果有限,需与传统安宁疗护相结合。中医芳香疗法虽然历史悠久,但在临床应用和产业发展上存在不足,如应用频次少、有效成分和作用机理不明确、产业发展落后。然而,随着中医学的不断发展,芳香疗法有望得到更广泛的应用和推广。

综上所述,中医芳香疗法在安宁疗护中的应用,能够安全有效地减轻患者的负面情绪,增强身体机能,减轻疼痛,改善呼吸和睡眠,提高生活质量,是一种值得推广的疗法。

10.2 芳香疗法的具体操作

在进行芳香疗法治疗时,首先要确保治疗环境安静和谐。治疗人员需向患者详细说明芳香疗法的作用、效果及操作流程。在治疗开始前,指导患者采取最舒适放松的姿势,闭目休息2~3 min,逐渐放松身心、放空思绪,准备享受即将到来的精油按摩。

10.2.1 芳香精油的用量与用法

(1) 根据1:1:1的比例,混合薰衣草、佛手柑、姜油,制成复方精油。

(2) 将插电式熏香灯放置于床旁的柜子上,预热5 min后,向熏香灯上方的容器中倒入约7 mL的冷开水。

(3) 滴入3~4滴复方精油,引导患者闭眼深呼吸,充分感受香气带来的舒适感。

10.2.2 精油按摩的操作方式

(1) 暴露需要按摩的部位,并使用酒精进行皮肤消毒。

(2) 护理人员在进行按摩前须清洗双手,然后采用点、按、压、揉的手法,依次对太冲穴、丘墟穴、内关穴和外关穴进行循环按摩。

(3) 按摩力度应适中,以患者感到酸麻胀为宜,每个穴位按摩时间为3~5 min。

(4) 在按摩过程中,治疗人员需密切观察患者的面部表情,判断是否存在不适反应,并鼓励患者发挥想象力,想象自己处于宁静的自然环境中,以提高治疗的舒适度、增强治疗效果。

10.2.3 治疗的频率与时长

每日治疗2次，每次持续30~50 min。每周进行10次治疗，连续6周为一个完整的疗程。

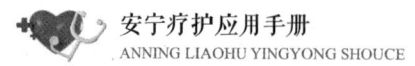

第11章 淋巴水肿

淋巴水肿是由淋巴系统损伤引起的继发性淋巴水肿或淋巴系统原发性淋巴水肿。本书将讨论与癌症相关的淋巴水肿。

11.1 解剖学和生理学分析

淋巴系统与心血管系统密切协作，维持体内的液体平衡。心血管系统通过血管向人体细胞输送营养物质和氧气。当血液流经血管时，营养物质和水进入细胞间隙（即细胞间质），形成间质液。淋巴系统通过浅表和深层淋巴管网状结构，将这种间质液向胸导管和右淋巴管两个主要导管流动，形成了一个单向引流系统，将淋巴液汇入静脉系统。淋巴引流始于浅表血管，称为初始淋巴管，位于结缔组织间隙。最初淋巴管内的淋巴运动，取决于肌肉活动和组织压力的变化。较大、较深的淋巴管可以收集淋巴液，包含平滑肌和瓣膜，使它们能够收缩并推进淋巴液的单向流动。淋巴结位于较大的淋巴管内，充当过滤器收集与消灭细菌、病毒。组织液的形成和再吸收之间的平衡取决于毛细血管壁压力。任何变化都会影响组织中的液体水平，并导致水肿的出现。在淋巴结区域进行癌症的相关治疗后，淋巴系统的引流途径可能会减少，水肿可能会出现在身体的邻近肢体或躯干象限。

总的来说，淋巴系统有以下主要功能。

（1）通过将大分子送回循环系统，并从间质中排出多余的液体来调节体内平衡。

（2）处理不需要的细胞副产品。

（3）通过吸收微生物，并在必要时产生自身免疫反应，来保护身体免受感染。

水肿和淋巴水肿可能由多种疾病引起，包括癌症和其他非癌症相关疾病。淋巴系统的功能是维持体内液体平衡，当其因损伤、阻塞或先天性异常而失效时，会导致液体在体内间隙积聚，形成淋巴水肿。其他导致外周水肿的原因包括静脉、肾脏或肝脏疾病，肥胖症，脂肪水肿，以及某些药物的影响。在这些情况下，并非淋巴系统本身出现问题，因此治疗方法也会有所不同。

对于活动受限的患者，如果肌肉泵功能不能被激活，可能会导致毛细血管滤过增加和淋巴引流减少，从而发展出依赖性或重力性水肿。淋巴水肿分为原发性和继发性两种类型。原发性淋巴水肿源于淋巴系统的先天性异常，可能从出生时就存在；继发性淋巴水肿则是由外部因素引起的，这些因素损害了淋巴系统的功能，如癌症治疗中的淋巴结切除或照射，以及其他因素（如感染、静脉疾病、炎症、淋巴管或血管损伤）。

淋巴水肿在癌症患者中尤为常见，因为手术和/或放疗可能导致淋巴结受损。此外，淋巴水肿也可能在其他恶性肿瘤（如黑色素瘤、肉瘤、泌尿生殖系统肿瘤和头颈部肿瘤）的治疗后出现。癌症相关的淋巴水肿多在治疗后5年内发生，但患者可能在治疗后的任何时间点面临发病风险，且可能终身患病。

淋巴水肿可以影响身体的任何部位，包括面部和头部，但最常见的是影响肢体。肢体肿胀会对患者产生生理、心理和社会心理的多重影响，并可能伴随一系列并发症。例如，肢体沉重可能导致功能受限、活动减少和肌肉骨骼问题。随着水肿的持续，皮肤和组织的变化会逐渐发展，特征性的皮肤褶皱加深，皮肤也会增厚。长期淋巴引流不畅还可能增加局部和全身感染的风险。蜂窝织炎的反复发作也是常见问题。

11.2 基本原理

淋巴水肿管理中采用的加压疗法，主要包括使用加压服、低张力绷带，以及近期发展的可调节包裹压迫系统。加压疗法对动脉、静脉、淋巴系统和微循环产生一系列生理效应，其减少水肿的主要机制包括以下几种：

（1）促进淋巴液从水肿组织向非水肿组织的引流；

（2）降低毛细血管的滤过作用，减轻淋巴系统的负荷，减少多余组织液的生成；

（3）通过包裹肿胀的肢体，帮助维持肢体的正常形态；

（4）增强微循环中的血液流动，促进纤维化组织的软化，并维护皮肤完整性；

（5）充分发挥肌肉泵的功能，优化淋巴液的回流。

加压疗法通过提升局部组织压力、限制毛细血管滤过、加强淋巴管的重吸收能力，对Starling假说所描述的液体交换平衡产生影响。施加在组织上的压力水平不仅取决于绷带或衣物的材料类型，还受到肢体的大小和形状、佩戴者活动等其他因素的综合影响。

11.3 适应证和禁忌证

加压疗法的适应证需要根据患者的具体情况和肿胀程度来确定。全面评估患者状况后，应参考绷带和加压服的使用说明，以确保正确应用。加压疗法适用于需要减轻肢体肿胀、改善淋巴循环的患者。然而，对于某些情况，如存在局部感染、严重动脉硬化或对加压材料过敏的患者，则可能需要避免使用加压疗法或采取其他治疗方法。

11.4 护理阶段

淋巴水肿的加压治疗通常分为两个阶段：强化阶段和维持阶段。

11.4.1 强化阶段

强化阶段是由治疗师主导的短期治疗，通常计划在2~3周内完成。在这个阶段，治疗师与患者共同确定具体的治疗目标，并根据患者的水肿情况，治疗时间可能会有所调整。

治疗包括每天使用短拉伸、无弹性的绷带对肿胀肢体进行包裹，作为多层系统的一部分，保留约23 h，为肢体提供半刚性的支撑。或者使用其他绷带系统，每周应用2次，通常包括泡沫层和黏合剂顶层。

加压治疗可以结合以下治疗因素：实施护肤方案，以降低感染风险并优化皮肤状况；进行特殊锻炼，促进淋巴引流和维持关节活动度；提供自我管理的信息、支持和建议；由受过专门训练的治疗师执行手法淋巴液引流，刺激淋巴液回流至功能正常的区域。

11.4.2 维持阶段

维持阶段强调自我护理，鼓励患者在长期管理和控制水肿中实现独立。患者应选择适合自己肿胀性质和肿胀程度的加压服，目前有多种款式可供选择，以满足患者的个人需求和偏好。在选择加压服时，还需考虑对并发症、活动性和灵活性的限制。患者需要每天穿着加压服一段时间，治疗师会定期评估进展，确保加压服的合适性，并及时发现问题。

一旦肿胀稳定并达到最大限度的减轻，患者应通过自我支持管理来长期控制水肿。

维持阶段的治疗还包括：持续实施护肤方案，维护皮肤健康；继续进行特殊锻炼，保持淋巴引流和关节活动；教授简单的淋巴引流（simplified lymph drainage，SLD）。SLD 是一种简化版的手法淋巴引流，由治疗师教授给患者，用于刺激正常的淋巴回流。

需要指出的是，并非所有患者都需要经历这两个治疗阶段。一些患者可能只需要经历维持阶段。治疗阶段的选择应由熟练的治疗师根据患者的具体情况和意愿来决定。

11.5 淋巴水肿患者的评估

在使用加压疗法治疗淋巴水肿时，首先需要进行全面细致的评估，以识别患者的主要问题和并发症。这些信息将指导医护人员设定现实的治疗目标，并选择最合适的加压治疗方法。全面的评估有助于确定临床适应证，为患者选择最合适的治疗方案。淋巴水肿是一种长期的慢性疾病，对每个患者的影响都是独特的，患者需要有极大的动力、毅力和适应能力来控制或减轻肿胀。了解淋巴水肿对患者生活方式、职业和社会活动的影响，有助于识别需要调整的问题领域，并确定相关的支持策略。

评估应遵循以人为本的原则，包括以下几个要素。

（1）患者详细病史。了解肿胀的原因，评估加压疗法的安全性。在开始治疗前，必须排除下肢动脉供血不足的可能性。对于有糖尿病或心力衰竭病史的患者，在治疗前应进行医学评估，并在治疗过程中密切观察，以防止并发症的发生。

（2）身体评估。通过触诊确定水肿的类型（凹陷性、非凹陷性或纤维化），评估患者的皮肤状况、肢体形状、疼痛或感觉的改变，并评估患者遵循治疗计划的能力。记录和监测患者的体重，因为肥胖可能增加淋巴水肿的风险。

（3）心理社会评估。了解水肿对患者生活的影响，包括功能、活动能力、就业、爱好、个人角色及对穿着加压服的态度。

（4）计划。与患者合作，制订促进问题解决的计划，集中于患者的短期和长期目标，并达成一致。

（5）实施。确定并实施恰当的干预措施（包括教育和支持），以帮助患者进行必要的个人改变，降低并发症风险。

（6）评估。定期评估治疗进展，必要时进行调整。使用体表面积测量等方法来评估肢体体积变化，同时监测治疗对患者心理健康的影响。

第12章　癌症相关性疲乏

12.1　CRF的影响

癌症相关性疲乏（cancer-related fatigue，CRF）是癌症患者普遍经历的一种症状，其影响可能贯穿患者整个病程，不仅限于晚期。CRF不仅在治疗期间对患者的工作能力、社会交往、情绪状态和日常活动产生负面影响，而且在治疗后也可能严重影响患者的生活质量。这种持续的疲劳感可能导致患者中断治疗，甚至影响其生存时间。因此，缓解CRF对于提高癌症患者的生活质量具有重要的临床意义。

12.2　CRF的定义

CRF是由癌症或其治疗引起的一种深度的、持久的倦怠感或身体虚弱，这种状态与近期的体力活动量不成比例，并且休息后无法得到缓解。临床上，CRF表现为连续2周以上的倦怠，常伴有认知功能障碍和情绪低落，严重影响患者的日常生活。

12.3　CRF的临床表现

12.3.1　CRF的西医临床表现

在西医视角下，CRF的临床表现包括在近一个月内持续2周或更长时间，几乎每天出现以下症状或情况。

（1）明显的疲劳感、无力或需要更多休息，与近期活动水平不成比例，同时伴有下面5个以上的症状：全身无力或肢体沉重；注意力无法集中；情绪低落，兴趣减退；失眠或过度睡眠；睡眠后仍感觉精力未恢复；活动困难；情绪反应导致疲乏，如悲伤、挫折感或易怒；无法完成原先能胜任的日常活动；短期记忆力减退；疲乏症状持续数小时且不缓解。

（2）临床症状对社交、职业或其他重要的功能性领域造成显著的困扰和损害。

（3）有既往病史、体检报告及实验室检查报告证实CRF症状是由癌症或癌症治疗所引发的。

（4）CRF症状是主要由肿瘤及其治疗伴发的精神紊乱引起的，如重度抑郁症、身体疾病或谵妄。

12.3.2　CRF的中医临床表现

从中医角度来看，CRF患者表现出脏腑功能低下、全身衰退、虚弱、无力、消瘦及嗜睡等症状，这些症状持续两周以上，会同时影响患者的精神、心理、体力及情绪等方面。具体临床表现包括：气短、乏力、神疲、脉虚；自汗、懒言；面色淡白或萎黄、头晕眼花；心悸、失眠、手足麻木；女性可能出现月经延期、月经量少色淡或闭经；舌脉脉细、舌淡等。这些症状符合中医学中"虚劳"的范畴。（"虚劳"一词最早见于汉代张仲景的《金匮要略·血痹虚劳病》篇，也称"虚损"，主要表现为五脏六腑的虚弱，属于多种慢性衰弱症状的总称。）

12.4　引起CRF的因素

CRF由多种因素相互作用引起。目前认为，CRF的主要影响因素可以归纳为以下几个方面。

12.4.1　肿瘤本身的因素

肿瘤的存在和发展可能直接或间接影响患者的体力和精力状态。

12.4.2　抗肿瘤治疗的相关性因素

（1）手术治疗。手术创伤和术后恢复可能对患者的体力造成影响。

(2)化疗。化疗药物的副作用可能导致患者感到更加疲惫。

(3)放疗。放疗过程中的体力消耗和副作用也可能加剧疲乏感。

(4)免疫治疗/生物治疗。这两种治疗方式的特定副作用可能影响患者的精力水平。

12.4.3 肿瘤并发症或合并症的相关因素

贫血、甲状腺功能紊乱、感染、电解质紊乱及营养不良等并发症都可能加剧患者的疲乏感。

12.4.4 慢性合并症状因素

慢性疼痛、睡眠紊乱及免疫力低下等慢性症状均可能导致CRF的持续或加重。

12.4.5 社会心理因素

癌症确诊后,患者可能会经历一系列负面情绪,如恐惧、抑郁、沮丧、焦虑等。这些情绪如果得不到有效的疏导和管理,可能会导致睡眠障碍、悲伤和痛苦,进而加重CRF的程度。

12.4.6 治疗合并症的影响

癌症治疗过程中可能出现的合并症(如贫血、感染、疼痛、肾功能不全、心衰、肝功能不全、营养不良等),可能成为CRF的诱因。

12.5 对CRF的筛查

CRF的筛查是一个重要的临床步骤,建议采用与患者年龄相适应的评估工具来进行。

对于年龄超过12岁的患者,推荐使用0~10的量表进行评估。其中,0分表示没有疲乏,10分则代表患者能想象的最严重的疲乏程度。

对于7—12岁的患者,建议采用1~5的量表。其中,1分表示没有疲乏,5分表示极度疲乏。

对于5—6岁的患者，则可以使用简化的儿童疲乏量表，通过询问患者是否"累"或"不累"来进行筛查。

对于筛查结果为无疲乏或只有轻度疲乏的患者，建议患者及其家属共同接受有关疲乏管理策略的教育。此外，推荐定期进行CRF的筛查和评估，以便及时发现并处理这一症状。

12.6　评估可治疗的因素

癌症相关性疲乏的发生和加重可能与多种因素有关，包括但不限于以下几种。

（1）疼痛。持续或慢性疼痛可能加剧疲乏感。

（2）情绪困扰。如抑郁和焦虑等情绪问题。

（3）睡眠障碍。包括失眠、嗜睡、阻塞性睡眠呼吸暂停和不安腿综合征等。

（4）不良的睡眠卫生习惯。如睡前摄入咖啡因或高糖饮食、不良的睡眠环境，以及睡前未能有效缓解压力。

（5）营养失调。体重的异常增减、热量摄入变化、营养摄入障碍、贫血、维生素不平衡、液体和电解质失衡。

（6）体能下降。由于缺乏运动或体能减弱。

（7）药物不良反应。某些药物可能带来副作用，导致疲乏。

（8）酗酒和药物滥用。这些不良习惯可能会加重健康问题，如睡眠障碍，进而加剧疲乏。

（9）非癌性伴发疾病。包括心、肺、肾、胃肠、肝、神经、内分泌系统的疾病，如潮热、甲状腺功能减退、感染等。

12.7　CRF的动态评估

CRF是肿瘤患者常见的症状，从肿瘤的发生、发展、治疗到预后，CRF可能贯穿整个过程。因此，对肿瘤患者进行CRF的动态评估至关重要，评估时机包括住院期间、随访时及患者出现疲乏症状时。为了方便动态评估，推荐使用信息化的评估工具来代替传统的纸质量表，以提高效率。建议患者每周进行

2~3次自我评估。对于曾因放、化疗出现CRF症状的患者,在再次治疗前应提前进行CRF干预。

12.8 CRF干预治疗措施

治疗CRF的措施包括以下几个方面。
(1)详细采集患者病史,结合临床表现和评估工具进行全面评估。
(2)积极治疗基础疾病,纠正可治疗因素,改善疼痛、情绪障碍、贫血、睡眠障碍、营养不良及并发症。
(3)西药对症治疗,或根据中医辨证加用中药、中成药治疗。
(4)请相应科室协助诊治,必要时进行多学科会诊。
(5)在中西医结合治疗过程中,应注意药物的不良反应及相互作用,密切关注患者症状变化,并定期复查血常规、肝肾功能、电解质、血糖等。

12.9 CRF的对因治疗

CRF的可治疗因素包括疼痛、情感障碍、贫血、睡眠障碍、营养不良及并发症(器官功能障碍或衰竭、感染等)。关于可治疗因素的干预,相应的药物使用可参考相关临床指南。例如,对于癌痛使用非甾体类抗炎药、吗啡等;对存在情感障碍者,使用5-HT再摄取抑制剂;对于肿瘤化疗引起的贫血,可使用铁剂、促红细胞生成素,严重者可予输血。

12.10 心理干预CRF治疗

在心理干预CRF治疗中,对肿瘤患者的心理干预可分为临床医护人员能做的心理干预及专业的心理干预。临床医护人员能做的心理干预包括支持性干预和教育性干预。支持性干预旨在帮助患者处理痛苦情绪,告知自身已存在的优势,促进对疾病的适应性应对。教育性干预是通过健康教育来进行干预的方法,包括疾病及治疗相关信息、非药物干预措施、应对策略等。专业性的心理干预方法需专业的心理治疗师进行干预,包括认知行为疗法(cognitive behavior therapy，CBT)、正念减压训练（mindfulness-based stress reduction，MBSR）等多种干预方法。CBT涉及情绪、行为和认知过程，并将它们应用于目标导向的系统活动。CBT常用于解决以下问题：如何应对癌症及担心疾病复发、睡眠障碍、活动异常、低社会支持和负社会互动等。MBSR将冥想练习与心理教育元素、认知行为干预和运动练习结合起来。其核心做法是静坐冥想和集中注意力、瑜伽、步行冥想和洞察力冥想。

12.11 营养管理

恶性肿瘤确诊时，约半数患者存在营养不良。营养不良严重影响患者癌症治疗效果和生活质量。有效的营养风险筛查与评估有利于对营养问题做到早发现、早诊断和早治疗。营养咨询有助于患者全面了解营养知识，分析导致营养不良的社会、家庭、疾病、心理和生理因素（如疼痛、厌食、吞咽困难、药物影响等），提出有针对性、个体化的营养管理计划，给予患者及其家属饮食指导和饮食调整建议（如调整饮食结构、增加饮食频次、优化食物加工制作、改善就餐环境等）。若患者通过饮食摄入仍不能有效达到营养目标时，建议口服营养补充剂。当"营养咨询+口服营养补充剂"不能满足患者营养需求目标时，过渡至肠内营养；当肠内营养提供的营养需求仍不足，或患者不适宜采用肠内营养时，应过渡至肠外营养。

12.12 睡眠管理

睡眠障碍可加重患者的CRF症状，属于可治疗因素。睡眠障碍的管理包括药物治疗和非药物治疗。药物治疗主要包括苯二氮䓬类受体激动剂、抗抑郁药、褪黑素受体激动剂及具有镇静作用的抗精神病药。非药物治疗包括松弛疗法、刺激控制疗法、睡眠限制疗法、睡眠卫生、认知行为治疗等。松弛疗法主要包括想象性放松、冥想放松、渐进性肌肉放松、腹式呼吸训练、自我暗示法等。刺激控制疗法包括当有睡意时立刻就寝，每晚几乎在同一时间睡觉，以及每天保持规律的起床时间，无论是刚开始就寝还是在半夜醒来，如果20 min内无法入睡就起床。睡眠限制疗法要求避免长时间午睡、限制在床上的总时间。

睡眠卫生包括促进夜晚良好睡眠和建立有利于睡眠的环境，如黑暗、安静、舒适的环境等。美国睡眠医学会（American Academy of Sleep Medicine，AASM）推荐用于慢性失眠者的干预措施包括：放松训练、认知行为疗法和刺激控制疗法。明亮白光治疗可用于治疗情绪障碍和睡眠障碍。

12.13 CRF的对症治疗

非药物干预措施指南建议：① 建议向癌症患者及其护理者提供健康教育，以帮助其了解CRF相关知识，指导患者及其护理者做好疲乏的预防、控制和管理；② 建议进行瑜伽运动，改善癌症患者CRF症状，提高其生活质量；③ 建议按摩及针灸治疗，改善癌症患者CRF症状，提高其生活质量。

健康教育指对癌症患者及其护理者进行CRF相关知识的健康教育，如疲乏产生的原因、发生率、持续时间、临床表现和相关的治疗措施等。及时告知患者，当其接受放疗、化疗等抗肿瘤治疗时，可能会出现中重度疲乏，甚至治疗结束后仍存在CRF临床症状，但这并不代表所采取的治疗措施无效或病情加重，患者应适时调整心态，可以采用节约体能法和分散注意力法来干预CRF，并加强对患者CRF的动态筛查和评估。

运动疗法鼓励正在接受抗癌治疗或治疗后的患者进行中等强度运动。具体的运动计划应根据患者的年龄、性别、肿瘤类型、接受治疗的情况及身体状况来定，应循序渐进，并根据患者的具体情况适时调整。美国卫生与公众服务部推荐成人每周进行150~300 min的中等强度运动［如快走（5 km/h）、有氧运动、对抗性运动等］，或每2周进行75~150 min的高强度有氧运动或中高强度的有氧运动的等效组合。当出现下列情况时患者应慎用运动疗法：骨转移、血小板减少、贫血、发热、活动性感染，以及由于肿瘤转移或其他疾病导致的限制。

八段锦重视"意""气""形"的综合锻炼，属于有氧运动，有助于缓解肿瘤化疗患者的CRF症状，提高患者的生活质量。

第13章　肿瘤康复

13.1　肿瘤康复的概念及目的

肿瘤康复旨在综合运用各种康复技术改善肿瘤患者生活的各方面（如心理、躯体功能、各器官功能、癌痛等），提高肿瘤患者的生活质量，延长患者生存期。根据肿瘤的不同时期、不同情况，肿瘤康复的目的也不同。

13.1.1　预防性康复

应广泛普及防癌、致癌的知识，采取积极措施预防肿瘤的发生。对肿瘤患者应尽早明确诊断，尽早治疗，预防或减轻身心功能障碍的发生。

13.1.2　恢复性康复

患者肿瘤得到治疗控制进入恢复期时，要使患者的身心功能尽快减轻到最低程度或得到代偿，使其自理生活，参加力所能及的工作，回归社会，提高生存质量。

13.1.3　支持性康复

治疗后患者的肿瘤没有得到控制而带瘤生存或病情继续进展时，应尽量减缓肿瘤的发展，预防或减轻并发症，延长存活期，改善健康和心理状况，减轻功能障碍。

13.1.4　姑息性康复

患者肿瘤进入晚期应尽可能减轻症状，预防和减轻并发症，使其精神得到安慰和支持，直至临终。

13.2 心理康复

情绪是影响健康的首要因素,良好的情绪和心态对癌细胞有强大的杀伤力,是药物所不能替代的。如果忽略心理引导和治疗,就易出现恐惧、焦虑、抑郁等不良情绪。心理治疗的方法主要有:① 支持性心理疗法,包括倾听患者的诉述,观察其表现,帮助其分析,予以安慰、鼓励;② 行为疗法,针对患者的病态心理、异常行为,通过强化良好行为、抑制不良行为,建立正确行为;③ 其他康复治疗,对有躯体功能障碍、癌痛及形象缺陷者进行针对性康复,减轻痛苦,改善躯体功能和外观形象,可使患者的心理得到新的适应与平衡。

13.3 癌痛的康复

肿瘤生长压迫神经、血管、内脏,或肿瘤浸润周围组织,手术、放疗、化疗引起神经等组织损伤,均可引起疼痛。其可以是躯体内脏或器官神经病理性的,甚至可以是心理的。

肿瘤患者都存在不同程度的疼痛,疼痛常伴有焦虑、恐惧等不良情绪反应,因此,癌痛的缓解尤为重要。目前,癌痛的康复方法主要有如下几点。① 药物疗法:最常用的镇痛措施,根据三级阶梯治疗方案,采用非阿片类镇痛剂、弱阿片类镇痛剂与强阿片类镇痛剂并辅以非甾体类消炎镇痛剂、三环类抗抑郁剂、抗组胺剂、抗痉挛剂、肌肉松弛剂,以及破坏神经的药物和激素药物,联合用药可增强镇痛效果,减少麻醉性镇痛剂的级别和剂量;② 放射疗法:对癌症尤其是骨转移的癌痛有较好的止痛效果,可在数日内缓解疼痛,同时有控制癌痛的作用;③ 物理疗法:高频电热、毫米波、冰袋冷敷、经皮神经电刺激、制动固定等对癌痛有一定的效果;④ 中医疗法:针刺远隔相关穴位有一定的镇痛效果;⑤ 介入疗法及手术疗法:采用神经阻滞,或进行病灶切除术、神经松解术、神经阻断术等可缓解癌痛;⑥ 心理疗法:对患者进行引导,解除忧虑,可降低痛阈和疼痛敏感性,生物反馈疗法、催眠疗法等均有效,对极端疼痛者要关怀备至,给予充分精神支持。

13.4 躯体功能的康复

肿瘤患者在患病后及手术、放疗、化疗后身体健康损耗、全身各系统器官功能衰减，需要适时进行躯体功能康复。对于躯体功能的康复，目前的措施主要有如下几个方面。①康复护理：对于长期卧床的患者，需要定时翻身，保持适当体位，防止皮肤受压，做好皮肤卫生；②运动疗法：应进行适于患者全身情况的运动，体质较弱的卧床患者可进行床上呼吸体操、肢体躯干活动，防止坠积性肺炎、肌肉萎缩等并发症；③造血功能的康复：放疗、化疗后骨髓造血功能受抑制，白细胞计数下降者，可再行营养疗法。药物疗法的同时进行针刺大椎、血海、膈俞等穴位刺激或口服中药，促进造血功能的恢复；④职业康复：对于处于就业年龄、癌症病情稳定、全身情况良好的患者，可根据其功能状况和劳动能力进行职业技能训练，恢复原来工作或更换新的工作；⑤形象康复：癌症治疗后因组织器官缺损、形象受损而形成心理障碍者，应及时安装假体或整形、整容，尽可能补偿，以利于其心理与功能的康复，回归社会。

13.5 营养康复

肿瘤患者的营养消耗大于正常人，良好的营养支持可提高和巩固疗效，营养不良在肿瘤患者身上的发生概率比其他任何疾病都高，严重情形下，由于恶性肿瘤引起的体质量减轻会导致恶病质综合征（一般表现为食欲减退、骨骼肌肉萎缩、组织消耗及器官功能衰退等）。营养因素在肿瘤的发展及康复过程中同样起着重要作用。研究结果表明，与防治癌症有关的食物（如灵芝、香菇、黑木耳等），以及含有多糖类物质的蘑菇等均可提高免疫功能，并有抑制肿瘤生长的作用；一些蔬菜，如胡萝卜、葛笋等含有人体必需的营养成分、维生素和微量元素，它们可以提高网状系统及白细胞的吞噬功能，从而提高机体的免疫功能；此外，洋葱、大蒜等所含的挥发油能有效抑制致癌物质亚硝胺的生成。

13.6 终末期肿瘤患者的康复要点

终末期肿瘤是指不再接受积极抗肿瘤治疗（手术、放化疗、内分泌治疗及靶向治疗），预期生命在6个月以内的晚期肿瘤。绝大多数的肿瘤患者经过诊断、治疗、复发、再治疗，最终进入终末阶段，而部分患者初诊时即处于晚期甚或终末阶段，此期患者各系统功能明显衰减，出现恶病质状态，并伴随各种并发症。此期患者的康复应以癌痛康复、营养康复及心理康复为主。此期疼痛的治疗除了相应的医疗措施，还应对患者和家属进行镇痛知识的正确宣教和妥当的心理疏导护理。终末期肿瘤患者多出现严重营养不良等恶病质状态，主要表现为蛋白质热能营养不良。营养康复的目的主要为纠正患者食欲不振、供给营养素（经肠或静脉）及纠正代谢紊乱。这个时期的心理康复应有针对性地进行，对能正确认识疾病与生命的患者要给予其最大的帮助和支持；对于悲观绝望的患者要为其安排合理舒适的环境，给予其细致的护理和安慰。此外，还应针对患者家属因肿瘤治疗造成的经济负担及因患者逝世造成的心理负担予以关怀和安慰。

参考文献

[1] 樊代明,肖亚洲,谌永毅,等.安宁疗护[M].天津:天津科学技术出版社,2023.

[2] 《中国肿瘤临床》文章推荐:患者自控镇痛治疗癌痛专家共识[J].中国肿瘤临床,2023,50(17):914.

[3] 许湘华,谌永毅,肖亚洲,等.安宁疗护家庭会议专家共识[J].中华护理杂志,2023,58(13):1541-1544.

[4] 袁玲,于成功,傅晓红,等.南京市安宁疗护服务规范[J].实用老年医学,2022,36(6):541-551.

[5] 海峡两岸医药卫生交流协会全科医学分会.姑息治疗与安宁疗护基本用药指南[J].中国全科医学,2021,24(14):1717-1734.

[6] 王霞,杨宇飞.肿瘤康复的研究进展[J].世界科学技术-中医药现代化,2015,17(12):2490-2496.

[7] 孙宁宇,张晓艳,孙美芳.中医芳香疗法在安宁疗护中的应用总结[J].世界最新医学信息文摘,2022,22(91):96-102.

[8] 李斯特,多尔蒂,麦克纳马拉.Royal Marsden癌症护理精要[M].北京:中国科学技术出版社,2022.

[9] 张剑军,钱建新.中国癌症相关性疲乏临床实践诊疗指南:2021年版[J].中国癌症杂志,2021,31(9):852-872.

[10] 我的五个愿望[J].癌症康复,2009(3):32-33.

[11] 解立新,徐建桥,闫鹏,等.成人经鼻高流量湿化氧疗临床规范应用专家共识[J].中华结核和呼吸杂志,2019,42(2):83-91.

附　录

附录一　关于安宁疗护的电影和图书

1. 电影

近年来有多部影视作品以"安宁疗护"的主题为核心，通过不同的视角和故事线，展现了终末期患者及其家属在面对生命终结时的情感与选择。以下列举一些具有代表性的电影。由于每个人的观影体验和感受不同，对同一部电影的评价也可能存在差异。因此，在选择观看时，建议根据自己的兴趣和需求进行选择。

（1）《来日皆方长》。

导演与制作：由郭柯执导，张歆艺监制，高伟光、苏青等参与出品。以细腻、真实的镜头语言著称。

内容与主题：影片以"安宁疗护"为主题，通过瑶瑶一家和音乐治疗师刘小天两种视角的交叉讲述，展现了终末期患者的情感世界和安宁疗护的重要性。影片没有刻意设计戏剧冲突，而是用舒缓细腻的叙事风格将故事娓娓道来，旨在让观众感受到爱与生命的温暖。

上映与反响：影片于2024年6月15日正式上映，引起了业内和观众对安宁疗护的关注。

（2）《最后的，最初的》。

上映信息：与《来日皆方长》同期上映，同样聚焦于安宁疗护的主题。

内容与评价：该片通过具体的故事情节，展现了终末期患者在安宁疗护下的生活状态和心理变化，同时更多地聚焦于陪伴和音乐治疗等方面。

（3）《完美告别》。

开机与制作：该电影于2024年4月21日开机，以"安宁疗护"为主题，

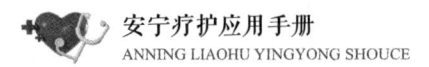

讲述了身患绝症的单亲妈妈应诺在女儿和父亲的陪伴下从容走完人生最后一程的故事。

特色与风格：影片用温暖治愈的笔触描绘了生命的意义和亲情的力量，通过多视角故事串联的方式展现每个人对于人生、离别的态度和看法。影片试图摒弃对于"死亡"的沉重讨论，以略带喜感的细腻描述增加生活的温度。

（4）《生命的感叹号》。

首映与背景：该片于2023年5月14日在贵阳市首映，是一部生命关怀与安宁疗护题材的电影。

内容概述：影片讲述了女主林静伊在父亲离世后，投身到生命关怀公益事业中，为临终者带来安详的故事。影片旨在普及生死教育，推广安宁疗护和生前预嘱等理念。

社会意义：影片通过真实的故事和生动的表演，展现了生命关怀志愿者群体在安宁疗护行业里的大爱付出和艰辛不易，对推动社会对安宁疗护的认知和接受具有重要意义。

2. 图书

关于安宁疗护的图书，近年来出版了不少，它们从不同角度探讨了安宁疗护的理念、实践及相关的社会问题。这些图书不仅提供了关于安宁疗护的专业知识和实践指导，还从不同角度探讨了生命、死亡和临终关怀的深刻话题，对于增进公众对安宁疗护的认识和理解具有重要意义。以下是一些具有代表性的图书。

（1）《生命的最后一公里》。

作者：吉安·波拉西奥（德国安宁疗护医学领军者）。

内容简介：该书直面衰老、生命终末期和死亡问题，以普通读者能够读懂的方式介绍了安宁疗护医学的各方面知识。它旨在降低处于生命终末期的患者对死亡的恐惧，提高他们的生活质量，并在患者离世后抚慰患者亲友的离丧之痛。波拉西奥教授在书中提出了很多具有启发性、适应中国老龄化社会现状的具体观点、方法、措施，涉及医学、心理学、伦理学的交叉领域。

（2）《人生除此无大事》。

作者：B. J. 米勒。

内容概述：B. J. 米勒是全球知名安宁疗护专家、缓和治疗师及TED演讲人。他结合自身经历及遇到的患者,通过此书就生死话题带来了正面的讨论及思考。书中讲述了面对衰老和死亡,我们应该提前做什么、怎么做,以及如何修复亲密关系、计划身后事、与这个世界优雅告别等内容。

(3)《最好的告别》。

作者:阿图·葛文德。

内容概述:阿图·葛文德是美国著名的外科医生、哈佛医学院教授。他从医生的角度分享了关于疾病、衰老和死亡的思考,尤其是他对"尊严死"的理解。书中讲述了他的父亲从接受治疗到最后离世的经过,以及医患双方应该如何选择医疗方案,让病人尽可能幸福地度过生命的最后时光。

(4)《当呼吸化为空气》。

作者:保罗·卡拉尼什。

内容概述:保罗·卡拉尼什在事业巅峰时被诊断出患有肺癌第四期。他以医生和患者的双重身份记录自己的余生,反思医疗与人性。书中有着对人性、生死、医疗的深沉思索,让无数读者动容。

附录二　南京明基医院简介

南京明基医院位于南京市建邺区河西大街71号，是三级甲等综合医院，于2019年成为南京市首批安宁疗护试点单位。2020年10月19日，南京明基医院缓和医学科成立，成为南京地区第一个临终关怀"安宁疗护"独立专科，推动了南京市乃至江苏省安宁疗护的发展。2023年2月22日成立独立安宁疗护病区，目前有医生7名、专科社工1名、护士19名，开放床位46张，为江苏省内规模较大的安宁疗护独立病区，致力于推动缓和医疗服务于更多的病人。

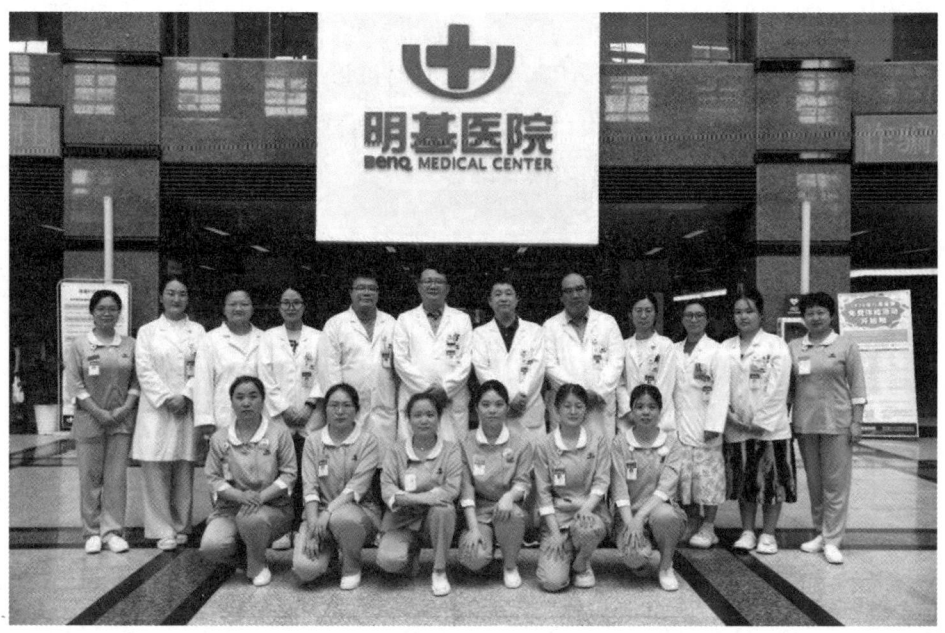